Planificación de menús y dietas especiales. HOTR0033

Antonio Caro Sánchez-Lafuente

ic editorial

Planificación de menús y dietas especiales. HOTR0033
© Antonio Caro Sánchez-Lafuente

1ª Edición

© IC Editorial, 2025

Editado por: IC Editorial
c/ Cueva de Viera, 2, Local 3
Centro Negocios CADI
29200 Antequera (Málaga)
Teléfono: 952 70 60 04
Fax: 952 84 55 03
Correo electrónico: iceditorial@iceditorial.com
Internet: www.iceditorial.com

ISBN: 978-84-1184-761-2
Depósito Legal: MA 605-2025

Impresión: PODiPrint
Impreso en Andalucía – España

Nota de la editorial: IC Editorial pertenece a Innovación y Cualificación S. L.

Especialidad formativa

Se entiende por especialidad formativa la agrupación de contenidos, competencias profesionales y especificaciones técnicas que responde a un conjunto de actividades de trabajo enmarcadas en una fase del proceso de producción y con funciones afines.

Las especialidades formativas de Uso General, Formación Complementaria, Formación Modular y las especialidades formativas dirigidas a la obtención de certificados de profesionalidad se incluyen en el Fichero de Especialidades del Servicio Público de Empleo Estatal para su gestión en todo el territorio nacional por cualquier Administración competente.

Las especialidades complementarias, pertenecen todas a la Familia profesional de Formación Complementaria (FCO) y tienen la consideración de formación transversal en áreas que se consideran prioritarias tanto en el marco de la Estrategia Europea para el Empleo y del Sistema Nacional de Empleo como en las directrices establecidas por la Unión Europea. Se consideran áreas prioritarias las relativas a tecnologías de la información y la comunicación, la prevención de riesgos laborales, la sensibilización en medio ambiente, la promoción de la igualdad, la orientación profesional y aquellas otras que se establezcan por la Administración competente.

Las especialidades de Certificado de profesionalidad tienen una duración especificada en su normativa reguladora.

En el resultado de la búsqueda, se muestran las unidades de competencia, todos los módulos formativos con su duración y las unidades formativas del certificado correspondiente, con su duración. Las horas del certificado, exclusivo de las especialidades de certificado de profesionalidad con alta igual o superior a 2008, son las horas totales más las horas del módulo de Prácticas Profesionales no Laborales.

- **Si la especialidad tiene unidades formativas,** las horas totales, presencial, distancia, teleformación serán igual a la suma de esas horas de las unidades formativas de los distintos módulos, sin que se repita ninguna Unidad formativa.

- ➲ **Si la especialidad no tiene unidades formativas,** las horas totales, presencial, distancia, teleformación serán igual a las sumas de esas horas de los módulos formativos, eliminando las horas de los módulos repetidos.

https://sede.sepe.gob.es/especialidadesformativas/RXBuscadorEFRED/BusquedaEspecialidades.do

(Fuente: Servicio Público de Empleo Estatal)

Índice

OBJETIVOS GENERALES

Los objetivos generales del **HOTR0033. Planificación de menús y dietas especiales,** son los siguientes:

- ⮞ Adquirir los fundamentos básicos necesarios para conocer dietas y menús adaptados a diferentes situaciones, edades, demandas y colectivos en la restauración.
- ⮞ Identificar los principios asociados a un correcto hábito alimentario y su formulación como elemento de venta en el sector hostelero.
- ⮞ Diseñar dietas asociadas a las distintas etapas de la vida, dietas alternativas y dietas para colectivos especiales.

Planificación de menús y dietas especiales. Asimilación del conocimiento de la nutrición y los buenos hábitos

Contenido

Objetivos

El objetivo general de esta Unidad de Aprendizaje es:

→ Identificar los principios asociados a un correcto hábito alimentario y su formulación como elemento de venta en el sector hostelero.

Los objetivos específicos de esta Unidad de Aprendizaje son:

→ Identificar los principios de una alimentación saludable.

→ Detallar los tipos de nutrientes.

→ Enumerar los factores que influyen sobre la determinación de la dieta.

→ Describir los elementos de *marketing* utilizados en el desarrollo de una oferta gastronómica.

→ Relacionar la oferta dietética con su segmento en el mercado.

1. Introducción

Ofrecer una oferta gastronómica adecuada, no solo debe contemplar su calidad, variedad o rentabilidad, también es fundamental asegurar que su disposición cubre las necesidades nutritivas y alimentarias del *target* de consumidores a los que está orientada.

La cada vez mayor inquietud de los usuarios por el consumo de alimentos saludables, el seguimiento de dietas equilibradas, así como la preocupación referida al uso de ingredientes con menor impacto ambiental, propician nuevas necesidades de gestión y ofertas gastronómicas que reflejan una mayor segmentación de la oferta y el sector.

La globalización ha propiciado, a su vez, la inclusión de nuevos productos, así como el conocimiento de nuevas técnicas, sin olvidar la aportación asociada a los avances técnicos y tecnológicos que sin duda facilitan nuevos productos, presentaciones y posibilidades de gestión.

El restaurante de nueva apertura llamado 2030 apuesta por una alimentación saludable y el máximo respeto por la gestión de los insumos requeridos para el servicio. Esto propicia una doble satisfacción para el usuario, dado que además de cubrir sus necesidades nutritivas, le garantiza que su alimentación no ha contribuido a la generación de huella de carbono.

2. Identificación de conceptos básicos sobre dietética y nutrición

👉 **HILO CONDUCTOR**

El restaurante 2030, cuenta con una oferta culinaria en la que los productos de temporada y kilómetro cero son los protagonistas, aplican técnicas culinarias que facilitan el máximo aprovechamiento del producto y minimizan la pérdida de vitaminas y propiedades nutritivas, lo que propicia una oferta saludable a la vez que sorprendente.

- -

Cada vez son más los establecimientos que apuestan por el seguimiento e implantación de una oferta gastronómica nutricionalmente responsable, lo que requiere de un mayor conocimiento sobre los alimentos y sus propiedades, así como de los efectos que las técnicas de cocción o conservación tienen sobre los nutrientes o características organolépticas de los productos. No obstante, dichos conocimientos deben fundamentarse sobre la definición de conceptos básicos como es el de **nutrición** y el de **dietética.**

La **nutrición** es la especialidad que estudia la relación entre alimentación y salud. Es decir, el estudio del proceso en el que el organismo transforma, incorpora y transporta las sustancias obtenidas de los alimentos. Estas sustancias se denominan nutrientes y pueden ser clasificadas en base a:

Naturaleza
- **Orgánicos:** proteínas, grasas, hidratos de carbono...
- **Inorgánicos:** minerales y agua.

Necesidades
- **Macronutrientes:** los que son requeridos en mayor cantidad, como son los hidratos de carbono, las proteínas y los minerales.
- **Micronutrientes:** los que son requeridos en menor cantidad, como son las vitaminas.

Capacidad de sintetización
- **Esenciales:** no pueden ser sintetizados por el organismo y su aporte depende exclusivamente de la dieta.
- **No esenciales:** son sintetizados por el organismo sin necesidad de ser aportados por la dieta.
- **Semiesenciales:** aunque pueden ser sintetizados por el organismo, no lo hacen en la cantidad suficiente.

 **NOTA**

Una nutrición saludable requiere del aporte necesario y adecuado de cada tipo de nutriente.

Por otra parte, la **dietética** es la ciencia que trata de establecer cuál debe ser una alimentación conveniente, determinando las necesidades nutritivas en cualquier etapa de la vida, y por tanto, cuál es la ingesta recomendada. Como referencia para su estudio es posible diferenciar entre:

- **Requerimiento Medio Estimado:** indica los requerimientos de un nutriente concreto para cubrir las necesidades de la mitad de los individuos sanos de un grupo de población homogéneo.
- **Ingesta Dietética Recomendada:** indica la cantidad de nutrientes requeridos por el 97-98 % de las personas de un grupo poblacional sano y homogéneo.
- **Ingesta Adecuada:** se establece como cantidad recomendada de un nutriente en aquellos casos en los que no existen estudios suficientes para determinar la ingesta dietética recomendada.
- **Ingesta Máxima Tolerable:** indica la cantidad máxima de ingesta diaria de un nutriente que, incluso mantenida en el tiempo, no supone un riesgo.

NOTA

El proceso nutritivo no es educable, ya que se propicia por la acción del organismo de forma involuntaria. En cambio, la determinación dietética es necesaria para cada colectivo, o incluso individuo, en base a sus necesidades nutricionales para asegurar así una alimentación suficiente.

---

3. Comprensión acerca de alimentos, nutrientes, dietética y una alimentación saludable

HILO CONDUCTOR

En el restaurante 2030, los alimentos utilizados son de primera calidad, se recolectan en su momento óptimo de maduración y consumo, lo que permite obtener el máximo aporte de nutrientes y, por ende, ofrecer unos menús que garanticen una dieta adecuada para sus clientes.

Los alimentos son los productos (sólidos y líquidos) que facilitan el proceso dietético y, por tanto, nutricional del individuo. Los alimentos, tras ser ingeridos, digeridos y absorbidos, se transforman en nutrientes y, de ser suficientes en relación con las necesidades propias del individuo, indican un correcto proceso dietético.

A continuación, profundizamos sobre los conceptos de alimento, sobre las necesidades nutritivas del individuo y sobre los principios que imponer para obtener un proceso dietético adecuado.

_____

3.1. Alimentos

Basándonos en la definición dada por el Código Alimentario Español, bajo el término o concepto de **alimento,** se identifica a:

Todas aquellas sustancias o productos de cualquier naturaleza, sólidos o líquidos, naturales o transformados, que, por sus características, aplicaciones, componentes, preparación y estado de conservación, sean susceptibles de ser habitual o idóneamente utilizados para alguno de los fines siguientes: a) para la normal nutrición humana o como fruitivos; b) como productos dietéticos, en casos especiales de alimentación humana.

A dicha definición es necesario aportar las siguientes reflexiones a fin de obtener un concepto más amplio.

Aporte
- Ningún alimento es capaz de contener todos los nutrientes, ni aportar las cantidades requeridas para el mantenimiento del organismo, por lo que toda dieta debe ser variada, para así permitir el aporte de los nutrientes necesarios.

Predominio
- En todo alimento habrá un nutriente o grupo de nutrientes predominante, sirviendo estos como criterio para su clasificación.

Variedad
- Dentro de un mismo grupo de alimentos, sus contenidos nutricionales pueden ser diferentes, por lo que toda dieta deberá plantear el consumo variado de alimentos de un mismo grupo.

Nutriente único
- Aquellos alimentos que solo aportan un nutriente de forma principal (azúcar, sacarosa), suelen tener aportes energéticos altos, en detrimento del resto de componentes.

Clasificación de los alimentos

Los alimentos suelen clasificarse en base a su funcionalidad en el organismo, no obstante, no es la única opción, siendo muy popular la clasificación dada por la **Rueda de alimentos,** ideada por el Programa de Educación en la Alimentación y Nutrición, así como su posterior actualización por la Sociedad Española de Dietética y Ciencias de la Alimentación, en base a la frecuencia relativa de consumo, representando con mayor tamaño aquellos alimentos o productos de consumo frecuente y con tamaño reducido los de menor consumo o consumo esporádico.

A continuación, profundizamos sobre ambos criterios de clasificación:

- **Funcionalidad.** Según la funcionalidad que cumplen los alimentos en el organismo, se diferencia entre:

  - **Alimentos energéticos:** se trata de alimentos ricos en nutrientes energéticos que aportan sobre todo hidratos de carbono, lípidos y algo de proteínas.
  - **Alimentos plásticos o formadores de estructuras:** son alimentos ricos en sustancias imprescindibles para la formación y el mantenimiento de las estructuras biológicas (proteínas y minerales como hierro, calcio, zinc...).
  - **Alimentos reguladores:** son alimentos ricos en vitaminas, minerales y micronutrientes imprescindibles para que tengan lugar las reacciones químicas del metabolismo.

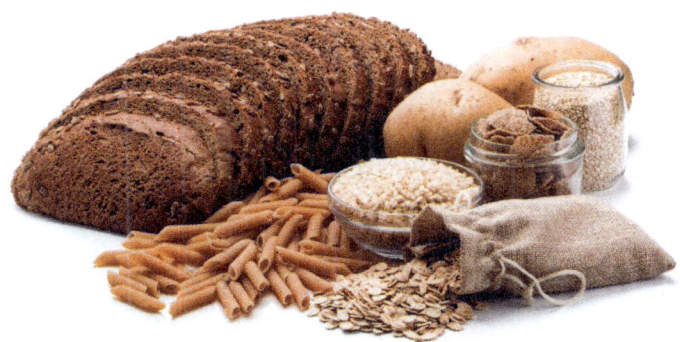

Los cereales, patatas, pasta y pan son una fuente principal de hidratos de carbono y por tanto, se consideran alimentos energéticos.

⊃ **Frecuencia de consumo.** En base a la importancia de consumo y por tanto, a las necesidades nutricionales del organismo, es posible diferenciar seis grupos:

○ **Grupo 1:** se trata de alimentos energéticos donde los hidratos de carbono son los predominantes. Están representados por productos como los cereales y sus derivados, las patatas y el azúcar.

○ **Grupo 2:** son alimentos energéticos donde los lípidos son los predominantes. Están representados por productos como las mantequillas, aceites y grasas en general.

○ **Grupo 3:** son alimentos plásticos, de origen lácteo, en cuya composición destacan las proteínas. Están representados por productos como la leche y sus derivados (yogurt, quesos...).

○ **Grupo 4:** son otros alimentos plásticos, representados por proteínas, donde se incluyen productos cárnicos, huevos, pescados, legumbres y frutos secos.

○ **Grupo 5:** son alimentos reguladores, en cuya composición destacan los hidratos de carbono complejos, la fibra, las vitaminas y los minerales provenientes de dichos hidratos de carbono.

○ **Grupo 6:** se trata también de alimentos reguladores en cuya composición predominan carbohidratos simples, vitaminas, fibra y minerales (frutas).

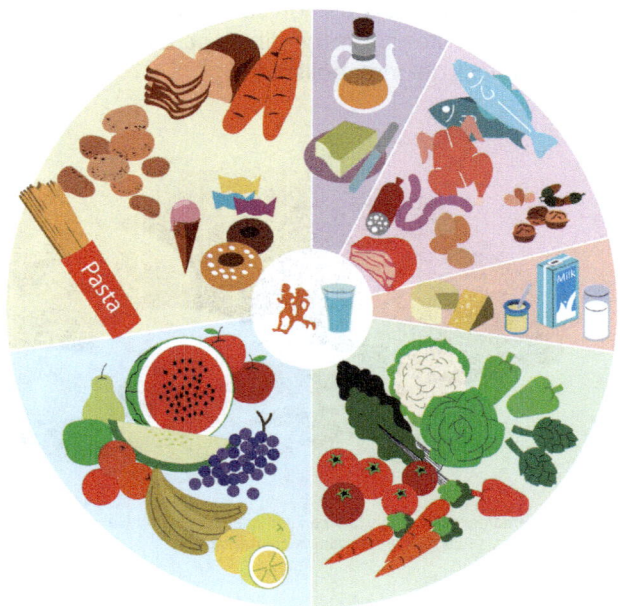

La denominada rueda de los alimentos incluye de forma explícita el ejercicio físico, así como la necesidad de ingerir agua en cantidades suficientes.

NOTA

La Sociedad Española de Nutrición Comunitaria (SENC) publica una pirámide nutricional, en la que se incluyen no solo alimentos, sino también hábitos saludables y técnicas culinarias.

Puedes consultar la pirámide nutricional accediendo aquí:

https://redirectoronline.com/hotr055po0101

Otros alimentos

Bajo el término de "otros alimentos", es importante diferenciar entre los denominados como **alimentos nuevos** y **aditivos.** Se trata de elementos muy presentes en el ámbito de la hostelería que se asocian a la implantación de nuevas técnicas culinarias y a la inclusión de ingredientes procedentes de otras localizaciones.

Sobre los **alimentos nuevos,** el desarrollo y uso de alimentos no consumidos en la Unión Europea de forma tradicional y/o generados en torno al uso de nuevas tecnologías y procedimientos de producción, ha requerido del establecimiento de la denominación de "alimentos nuevos", reflejados en el Reglamento de Ejecución (UE) 2018/1023 de la Comisión de 23 de julio de 2018, que corrige y establece la lista de la Unión de nuevos alimentos. Dicha normativa, establece una tabla, que se actualiza de forma constante, siendo una de las últimas actualizaciones la que podrás ver accediendo aquí:

https://redirectoronline.com/hotr055po0103

Sobre los **aditivos alimentarios,** aunque no se consideran como alimentos por sí solos, su presencia en los procesos de elaboración o fabricación cumple una importante función tecnológica colaborando con la calidad de los productos. Su desarrollo o uso puede estar orientado a:

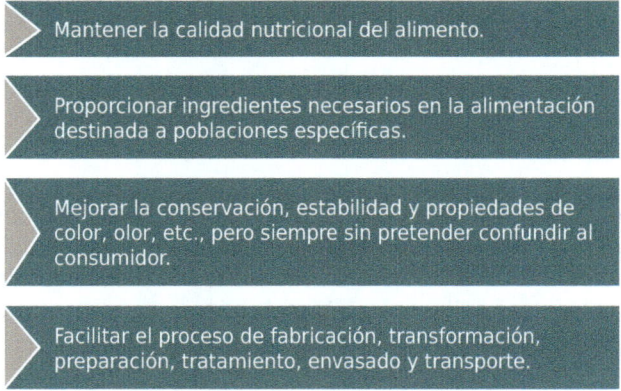

- Mantener la calidad nutricional del alimento.
- Proporcionar ingredientes necesarios en la alimentación destinada a poblaciones específicas.
- Mejorar la conservación, estabilidad y propiedades de color, olor, etc., pero siempre sin pretender confundir al consumidor.
- Facilitar el proceso de fabricación, transformación, preparación, tratamiento, envasado y transporte.

Los aditivos están catalogados y normalizados en torno a la reglamentación vigente tanto europea como nacional, que marca una clasificación y niveles máximos de uso que basándose en una de las normativas de referencia (Reglamento (CE) n.° 1333/2008 del Parlamento Europeo y del Consejo, de 16 de diciembre – Ver análisis dada su continuada modificación--), diferencia los siguientes tipos:

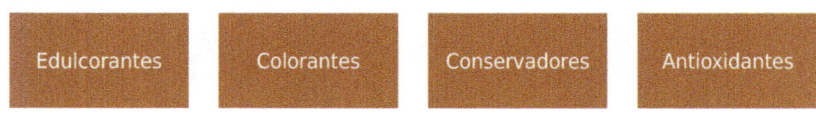

Edulcorantes Colorantes Conservadores Antioxidantes

Continúa en página siguiente >>

<< *Viene de página anterior*

Edulcorantes	Colorantes	Conservadores	Antioxidantes
Antiespumantes	Agentes de carga	Emulgentes	Sales de fundido
Endurecedores	Potenciadores de sabor	Espumantes	Gelificantes
Agentes de recubrimiento	Humectantes	Almidones modificados	Gases de envasado
Gases propelentes	Gasificantes	Secuestrantes	Estabilizantes
	Espesantes	Agentes de tratamiento de las harinas	

 PARA SABER MÁS

La lista de aditivos se puede consultar en el (CE) n.º 1129/2011 del Parlamento Europeo y del Consejo. Puedes acceder al reglamento desde aquí:

https://redirectoronline.com/hotr055po0105

Continúa en página siguiente >>

[19]

<< Viene de página anterior

Además, puedes acceder al Reglamento (CE) n.º 1333/2008 del Parlamento Europeo y del Consejo, de 16 de diciembre, desde aquí:

https://redirectoronline.com/hotr055po0104

El Reglamento (CE) n.º 1333/2008, además de mostrar la cantidad de aditivo que se puede adicionar, establece unos principios de su uso; son ejemplo de alimentos a los que no pueden adicionarse los siguientes:

- Miel, tal como se define en la directiva que regula su elaboración.
- Aceites y grasas no emulsionadas de origen animal o vegetal.
- Mantequilla.
- Agua mineral natural, agua de manantial y todas las demás aguas embotelladas o envasadas.
- Etc.

 ACTIVIDAD COMPLEMENTARIA

1. Busca información sobre algunos de los aditivos de mayor uso u habituales en la elaboración culinaria en el ámbito de la restauración.

3.2. Nutrientes y dietética

Como ya hemos definido, los alimentos son un producto del que se aprovechan u obtienen nutrientes que a su vez contribuyen con la aportación dietética. Por ello, una vez conocidos los grupos de alimentos, a continuación, se describirán los nutrientes obtenidos mediante el proceso de consumo (requerimiento/ingesta dietética).

Carbohidratos y fibra dietética

Tanto los carbohidratos como las fibras dietéticas son dos componentes esenciales en la dieta diaria que facilitan el proceso digestivo y contribuyen al aporte energético.

Centrándonos en los **carbohidratos,** hay que indicar que, en base a su complejidad o grado de polimerización, se clasifican en:

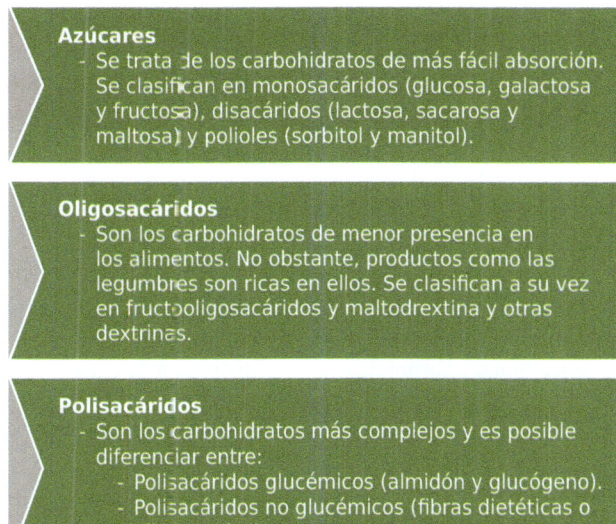

Azúcares
- Se trata de los carbohidratos de más fácil absorción. Se clasifican en monosacáridos (glucosa, galactosa y fructosa), disacáridos (lactosa, sacarosa y maltosa) y polioles (sorbitol y manitol).

Oligosacáridos
- Son los carbohidratos de menor presencia en los alimentos. No obstante, productos como las legumbres son ricas en ellos. Se clasifican a su vez en fructooligosacáridos y maltodrextina y otras dextrinas.

Polisacáridos
- Son los carbohidratos más complejos y es posible diferenciar entre:
  - Polisacáridos glucémicos (almidón y glucógeno).
  - Polisacáridos no glucémicos (fibras dietéticas o alimentarias).

En cuanto a las **fibras dietéticas,** hay que señalar que se trata de polisacá-ridos no glucémicos que, en base a sus características, permite que diferen-ciemos entre:

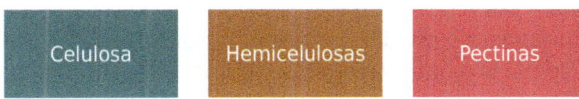

Celulosa   Hemicelulosas   Pectinas

Lípidos

Representados por los ácidos grasos, triglicéridos y fosfolípidos y lípidos complejos, su principal característica es que no son miscibles en agua. Centrándonos en los ácidos grasos, es posible diferenciar entre:

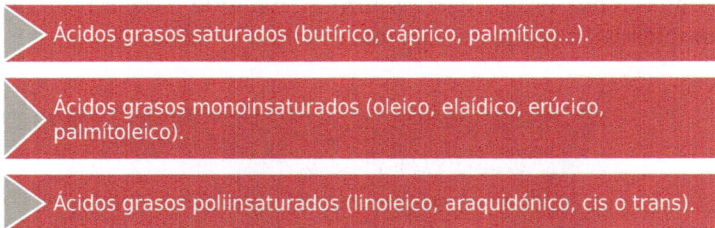

Ácidos grasos saturados (butírico, cáprico, palmítico...).

Ácidos grasos monoinsaturados (oleico, elaídico, erúcico, palmítoleico).

Ácidos grasos poliinsaturados (linoleico, araquidónico, cis o trans).

NOTA

En el proceso nutritivo y dietético de los lípidos, intervienen los triglicéridos, fosfolípidos y lípidos complejos que se asocian a la acción del organismo.

Proteínas

Las proteínas están representadas por una combinación de veinte aminoácidos que se clasifican como **esenciales** (el organismo no es capaz de fabricarlo) y **no esenciales** (pueden ser fabricados por el organismo).

La calidad de las proteínas es un factor que tener presente, siendo las de mayor valor las procedentes de alimentos como carnes magras, pescado, leche y huevos, sin olvidar, las proteínas obtenidas a través de la combinación de semillas o granos vegetales como las legumbres.

NOTA

Las proteínas con mayor valor biológico son aquellas que contienen mayor número de aminoácidos esenciales requeridos por el organismo.

Vitaminas

Las vitaminas son micronutrientes no sintetizables por el organismo presentes en los alimentos en muy pequeña proporción, por lo que son indispensables para la vida, la salud, la actividad física y la vida cotidiana.

Su clasificación permite diferenciar entre **vitaminas liposolubles** (requieren de lípidos para su absorción) y **vitaminas hidrosolubles** (solubles en agua). Dentro de cada uno de estos grupos se diferencia entre:

- **Vitaminas liposolubles.** Existen cuatro tipos de vitaminas liposolubles: vitamina A, vitamina D, vitamina E y vitamina K que se relacionan con los siguientes alimentos:

  - **Vitamina A.** Hígado, huevos, leche entera, espinacas...
  - **Vitamina D.** Pescado graso, leche y huevos.
  - **Vitamina E.** Aceites vegetales, productos lácteos, nueces, verduras de hoja verde y amarilla.
  - **Vitamina K.** Hígado de pescado, huevos, vegetales de hoja verde...

- **Vitaminas hidrosolubles.** Existen nueve tipos de vitaminas hidrosolubles: tiamina, rivoflavina, nicotinamida o niacina, ácido pantoténico, pirodoxina, biotina, ácido fólico, cobalamina y ácido ascórbico, y se reconocen respectivamente como: vitamina B1, B2, PP o B3, B5, B6, B8 o H, B9, B12 y C. Dichas vitaminas se relacionan con los siguientes alimentos:

  - **Tiamina (B_1).** Cereales con cáscara, legumbres, levadura de cerveza y frutos secos.
  - **Rivoflavina (B_2).** Hígado, leche, espinacas, carne, huevos, cereales enteros, pasta, pan y setas.
  - **Nicotinamida o niacina (PP o B_3).** Carne, leche, pescado, cereales enteros, legumbres y frutos secos.
  - **Ácido pantoténico (B_5).** Leche, huevos, carnes, hígado, tomate y coliflor.
  - **Piridoxina (B_6).** Leche, aguacate, plátano, judías verdes, espinacas, cereales, huevo e hígado.
  - **Biotina (B_8 o H).** Cereales, vegetales, leche e hígado.
  - **Ácido fólico (B_9).** Verduras de hoja verde, hígado, legumbres, frutos secos, germen de trigo y levadura de cerveza.
  - **Cobalamina (B_{12}).** Solo en productos de origen animal como el hígado, los riñones, la carne, el pescado, los huevos y la leche
  - **Ácido ascórbico (C).** Productos cítricos, lechuga, repollo y hortalizas en general.

Minerales

Pese a que las necesidades nutricionales de los minerales son bajas, su función en los procesos metabólicos los hace fundamentales.

Una posible clasificación de los minerales hace referencia a las **necesidades de nuestro organismo,** diferenciando entre:

➲ **Macroelementos.** Se trata de aquellos minerales necesarios en cantidades mayores a 100 mg al día.
De los macroelementos que destacar y los alimentos en los que se encuentran son:

- **Sodio (Na).** Presente en alimentos como la sal de mesa, fiambres, embutidos y encurtidos, quesos curados.
- **Potasio (K).** Presente en alimentos como la carne, el pescado, las verduras y las frutas.
- **Calcio (Ca).** Presente en alimentos como lácteos, frutos secos, verduras, frutas y legumbres.
- **Fósforo (P).** Presente en alimentos como lácteos, frutos secos, carnes, huevos, granos integrales y legumbres.
- **Magnesio (Mg).** Presente en alimentos como cereales, nueces, cacao, legumbres, vegetales verdes y el marisco.
- **Cloro (Cl).** Presente en la sal común y el agua corriente.
- **Azufre (S).** Presente en alimentos como las legumbres, la cebolla, la col y el ajo, los espárragos, el pescado y la yema de huevo.

➲ **Microelementos.** Se trata de aquellos minerales necesarios en cantidades muy pequeñas, siempre por debajo de los 100 mg al día. Algunos ejemplos son el cobre, el yodo, el hierro o el manganeso.
Algunos de los microelementos y los alimentos en los que se encuentran son los siguientes:

- **Hierro (Fe).** Presente en productos como la carne, el pescado, las vísceras y el marisco, los vegetales verdes, los cereales y los frutos secos.
- **Flúor (F).** Presente en productos como las carnes de ave, los mariscos, pescados, té y aguas fluoradas.
- **Zinc (Zn).** Presente en productos como la levadura de cerveza, el germen de trigo, los huevos, la leche y los crustáceos.
- **Manganeso (Mn).** Presente en productos como el pescado, los cereales integrales y las legumbres.
- **Cobre (Cu).** Presente en productos como los cereales integrales, el cacao, las legumbres y la pimienta.

◊ **Yodo (I).** Presente en productos como la sal marina, el pescado y el marisco.

◊ **Cobalto (Co).** Presente en productos como las carnes, el pescado, los lácteos, la remolacha roja y la cebolla.

◊ **Cromo (Cr).** Presente en productos como el aceite vegetal, la levadura de cerveza, la lechuga, las patatas y los berros.

◊ **Molibdeno (Mo).** Presente en productos como las legumbres y cereales integrales, los vegetales de hoja verde, productos lácteos, carne de res, pollo y huevos.

 APLICACIÓN PRÁCTICA

Ainhoa, ha presentado a sus compañeros una propuesta de "menú del día" que asegura cubrir las necesidades nutricionales solicitadas por uno de sus clientes que le ha indicado que tiene un déficit de minerales, en concreto, de calcio y fósforo, así como un déficit de vitamina A.

De entre las siguientes decisiones tomadas, identifica cuál o cuáles son correctas y deben implantarse en el menú:

• **Se elimina la sal del menú.**
• **Se incluyen productos como el huevo y la leche entera.**
• **Se utilizan los frutos secos.**
• **Se sirve fruta como postre.**
• **Se incluyen como ingredientes principales del plato principal las verduras y legumbres.**

Solución

La eliminación de sal del menú no tiene ninguna relación con las exigencias dadas por el comensal, ya que no se ha indicado ninguna restricción sobre problemas de déficit o asimilación de sodio. El resto de acciones son correctas y plantean además la inclusión de ingredientes variados, lo que propicia una dieta variada y saludable.

3.3. Alimentación saludable

El concepto de **alimentación saludable** está formulado en base a los siguientes cuatro principios:

Ser suficiente
- La alimentación o dieta debe cubrir las necesidades calóricas del individuo para cumplir con el denominado **balance energético,** evitando la sobrealimentación y la desnutrición. Al mismo tiempo, el aporte calórico debe estar distribuido de forma correcta, cubriendo las necesidades nutritivas.

Ser equilibrada
- Los componentes de la dieta deben mantener una adecuada homeostasis orgánica. Es decir, mantener la cantidad de masa magra, masa grasa, agua corporal, etc., a niveles adecuados.

Ser variada
- La dieta debe ser variada y aportar alimentos de todos los grupos fundamentales, siendo este uno de los principios decisivos ante el equilibrio nutricional.

Ser agradable
- La alimentación debe compensar nuestras expectativas hedónicas, sociales, etc., adquiridas desde la infancia y considerar además, las técnicas de cocinado, presentación, etc.

El cumplimiento de estos principios requiere asegurar el denominado **equilibrio nutritivo** que persigue una ingesta recomendada y para lo que es necesario implantar un método cuantitativo basado en pesos exactos y tablas de composición de alimentos, y un método cualitativo, el de ración alimentaria, basado en la pirámide de alimentos. De esta forma, se asegurará la ingesta correcta de alimentos energéticos, plásticos y reguladores.

Centrándonos en la descripción de cada uno de los citados métodos (cuantitativo y cualitativo), son normas y características que perseguir las siguientes:

➲ **Equilibrio cuantitativo para una alimentación saludable:** se requiere del cálculo de las necesidades diarias de cada uno de los tipos de nutrientes en términos absolutos, estimándose a grandes rasgos que a diario se debe tener un consumo de 4–5 g/kg de hidratos de carbono,

1 g/ kg de proteínas, 1 g/kg de grasas, así como cantidades específicas de minerales y vitaminas.

A su vez, será necesario determinar los porcentajes relativos de cada nutriente en la dieta, indicándose como proporción:

- El 55–60 % de la energía total debe obtenerse del consumo de hidratos de carbono.
- El 12–15 % de la energía total debe obtenerse del consumo de proteínas.
- El 30–35 % de la energía total debe obtenerse del consumo de grasas.
- El aporte de minerales y vitaminas se asegurará siempre que se siga una alimentación variada.

➲ **Equilibrio cualitativo para una alimentación saludable:** además de tener presente la cantidad y porcentaje de nutrientes, es necesario conocer la variedad de cada uno de ellos, teniendo:

- **Equilibrio alimentario entre hidratos de carbono.** Del total de hidratos de carbono consumidos, el 10 % deben ser simples y el resto complejos.
- **Equilibrio entre aminoácidos.** Se indica como ideal que el 50 % de los aminoácidos que adquirir deben ser de origen vegetal.
- **Equilibrio alimentario entre grasas.** Se debe perseguir el consumo de grasas de origen vegetal, ricas en ácidos grasos insaturados. Así, se estima que el 60 % de las grasas deben proceder de origen vegetal y solo un 40 % de origen animal.
- **Equilibrio alimentario entre minerales y vitaminas.** Se obtendrá un equilibrio adecuado en base al seguimiento de una alimentación variada.

4. Comprensión de los factores ambientales, culturales y económicos en la dieta

☞ HILO CONDUCTOR

La celebración de una convención sobre el clima ha reunido a los mandatarios de distintos países y sus comitivas en una cena en el restaurante 2030. Esto ha requerido del estudio de costumbres y hábitos de cada una de las culturas

Continúa en página siguiente >>

<< Viene de página anterior

de los asistentes a fin de hacer una adaptación del menú y evitar el uso de ingredientes o elementos que puedan causar rechazo o, incluso, intolerancia por parte de los comensales.

Sin duda, la dieta o régimen alimentario que sigue un grupo poblacional está relacionado con los factores sociales y culturales que le rodean y, por tanto, cualquier cambio en dichos factores se verá reflejado en la dieta (un claro ejemplo al respecto se observa tras la Revolución Industrial y la integración de la mujer al mercado laboral).

Debemos tener presente que la dieta aceptada como ideal por un grupo poblacional, puede producir rechazo en otros grupos; esto hace que, el análisis de una dieta tenga que conjugar de forma directa el factor ambiental y cultural (principalmente), ya que, el desarrollo de unas pautas dietéticas de una zona, tradicionalmente, se han desarrollado con los elementos de dicha zona, considerando a su vez, los dictámenes dados por algunas doctrinas.

EJEMPLO

Las doctrinas religiosas son un claro ejemplo en cuanto al cumplimiento de unas pautas dietéticas, incluyendo en su descripción la prohibición en cuanto al consumo de algunos alimentos o las indicaciones sobre los tratamientos llevados a cabo para el sacrificio, elaboración y consumo de estos.

La **climatología** es otro de los factores ambientales que considerar, dado que esta afecta directamente a las costumbres del grupo poblacional que lo habita, influyendo sobre sus necesidades nutricionales, culturales y económicas. Quizá sea la climatología uno de los elementos más concluyentes al respecto, ya que, el clima predispone el tipo de cultivo y productos alimenticios disponibles o las necesidades nutritivas del individuo, pudiendo llegar incluso a determinar su físico.

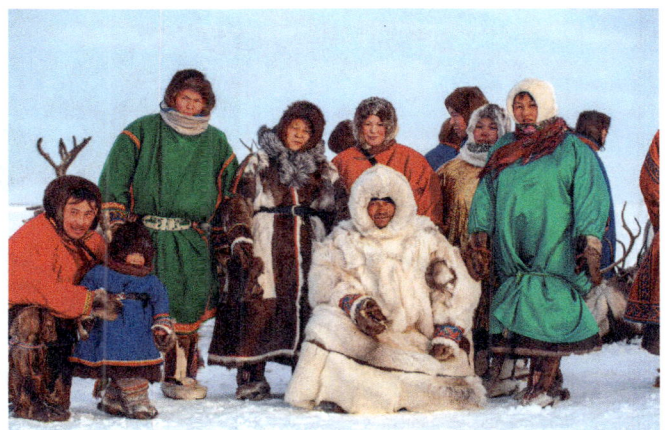

La dieta esquimal es un claro ejemplo de cómo la climatología determina la dieta del grupo poblacional al que representa. (© Fotografía: evgenii mitroshin / Shutterstock.com)

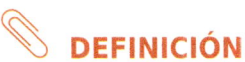 ## DEFINICIÓN

Grupo poblacional

Conjunto de personas que viven en un área específica y comparten características similares en cuanto a cultura, economía y ambiente.

- -

La **economía** de un lugar, de un grupo poblacional o incluso de un individuo refleja características peculiares de su dieta, siendo en la actualidad uno de los motivos de mayor preocupación, dada la asociación entre bajo nivel económico y mala nutrición, entendiéndose esta como, el seguimiento de unas pautas alimentarias que no cubren adecuadamente las necesidades nutricionales indicadas como correctas.

Debemos considerar que el seguimiento de una dieta equilibrada y sana requiere de productos que, en algunos casos, no son accesibles para el consumidor, asociándoles altos precios, lo que propicia el consumo de productos procesados, normalmente con un bajo contenido vitamínico y altos índices de distintas grasas que se reflejan en un incremento de la obesidad.

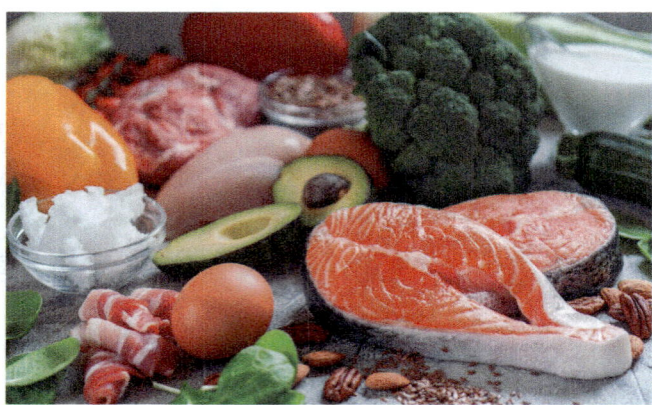

El alto precio de los alimentos frescos da lugar a la incorporación de productos procesados a la dieta.

 SABÍAS QUE...

Estudios recientes realizados por la Organización Mundial de la Salud (OMS) indican que existen más de 2.500 mills. de adultos de 18 años o más con sobrepeso, de los cuales 890 mills. son obesos. Esto significa que desde 1990 esta proporción ha aumentado más del 100 %. En cuando a los niños menores de 5 años, el sobrepeso aumenta drásticamente, a la vez que para el rango d edad de entre 5 y 19 años dicho aumento llega a representar en hasta el 20 %.

Las costumbres y tradiciones forman parte de la **cultura** de un grupo poblacional y, por tanto, el seguimiento de las pautas alimenticias transmitidas entre generaciones permite la selección de aquellas que se consideran favorables. No obstante, dicha selección puede verse afectada por la irrupción de factores políticos, ambientales, tecnológicos y económicos que pueden dar lugar a la aceptación de pautas no adecuadas, algo que debe evitarse.

 EJEMPLO

En la actualidad la dieta mediterránea está sufriendo un gran declive pese a las campañas asociadas a realzar su importancia y seguimiento, a favor de otros hábitos alimenticios importados de culturas como la británica o estadounidense.

5. Comprensión de los hábitos, modos y comportamiento alimentario

☞ HILO CONDUCTOR

Conocidos los principios y costumbres alimentarias de los asistentes a la cena organizada en el restaurante 2030, se ha optado por el servicio de productos frescos y de primera calidad, mínimamente procesados, combinados bajo los principios de la dieta mediterránea, donde son protagonistas los pescados, las frutas y verduras, los cereales y el aceite de oliva, como principal elemento graso; de esta forma se cubren los hábitos más generales de la alimentación humana.

Teniendo presente la descripción que hemos llevado a cabo sobre los factores que inciden en la determinación y seguimiento de una dieta o alimentación, podemos afirmar que el ámbito familiar es uno de los más influyentes.

El hábito, modo y comportamiento alimentario en el individuo se adquiere por repetición, casi de forma involuntaria, siendo los primeros años de su vida y hasta la adolescencia los que marcarán con mayor intensidad este comportamiento. No obstante, dichos hábitos se verán influenciados en años posteriores por otros factores, como las modas, la imagen personal o la influencia de patrones de consumo externos, dada la diversidad de actividades a las que todo individuo puede verse sometido a lo largo de su vida.

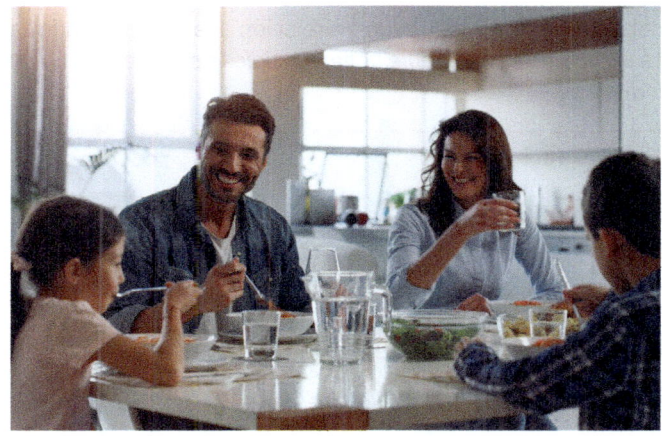

La familia es el principal motor en la adquisición de hábitos alimentarios.

En la actualidad, los establecimientos de hostelería tienen una gran responsabilidad en base a la adquisición de unos hábitos alimentarios correctos, ya que son muchos los casos en los que estos locales se convierten en el lugar en el que los usuarios llevan a cabo sus principales ingestas (establecimientos de restauración cautiva o establecimientos enclavados en zonas industriales, principalmente) más allá de los momentos de ocio y, por tanto, la oferta culinaria será la responsable de cubrir sus requerimientos nutricionales.

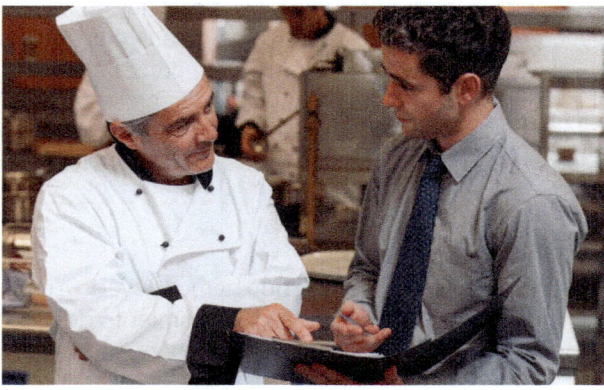

El personal de establecimientos de restauración debe perseguir la imposición de una oferta culinaria variada, suficiente y equilibrada en base a su público objetivo.

 ACTIVIDAD COMPLEMENTARIA

2. Busca información sobre artículos en los que se hable de alimentación saludable. Analiza su contenido en relación a la siguiente afirmación:
La alimentación saludable tiene principios generales comunes para cualquier individuo.

 TAREA 1

La presentación del nuevo libro *Civilizaciones antiguas. La génesis de la gastronomía*, en el restaurante 2030, ha sido un éxito. Aunque no se puede afirmar lo mismo de algunas de las elaboraciones propuestas como parte del cóctel

Continúa en página siguiente >>

<< Viene de página anterior

ofrecido, ya que a fin de recrear algunas de las recetas y fórmulas presentadas en el libro, se han empleado técnicas e ingredientes no propios de la dieta occidental implantada en la actualidad.

¿Qué se debería haber tenido presente en cuanto a la planificación del servicio de comidas?

Justifica tu respuesta.

----

6. Planificación dietética de la carta y *marketing* alimentario

👉 HILO CONDUCTOR

La carta del restaurante 2030 muestra una oferta equilibrada tanto en base al tipo de producto o elaboraciones servidas como en el precio medio por comensal. A su vez, la carta incluye un apartado de sugerencias del día, en el que es posible encontrar alguna elaboración especial, así como un menú del día rotativo, contribuyendo así a la implantación de una alimentación saludable.

Dejando a un lado los diferentes tipos de empresas de restauración y la ubicación geográfica en la que se desarrolla, la planificación de la oferta gastronómica de todo establecimiento de restauración se debe desarrollar bajo un concepto gastronómico específico, en el que la carta tendrá un papel protagonista.

La carta es un elemento de venta del establecimiento, por lo que se debe diseñar como tal, teniendo presente que el formato, tamaño, diseño interior y criterios de maquetación que imponer resultarán claves en aspectos como:

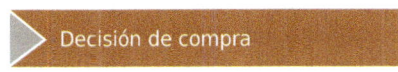
Decisión de compra

Continúa en página siguiente >>

<< Viene de página anterior

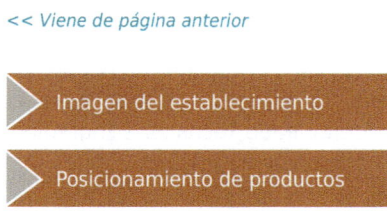

6.1. Planificación dietética de la carta

La planificación dietética de la carta, como referente de la oferta gastronómica de cualquier establecimiento de restauración, debe estar acorde no solo con las características del establecimiento y su público objetivo, sino que también debe velar por el seguimiento de una correcta nutrición, más aún cuando dicha oferta está desarrollada en base a dicho propósito.

Como principios que perseguir en la planificación de la carta, a fin de obtener un equilibrio dietético adecuado, se contemplarán los siguientes principios:

1. **Oferta:** la oferta del establecimiento debe recoger elaboraciones que permitan cubrir con las exigencias nutricionales del público objetivo.
2. **Patologías del público objetivo:** la oferta debe tener presentes las patologías del público objetivo, incluyendo elaboraciones aptas para diabéticos, celiacos, hipertensos...
3. **Temporalidad:** la oferta debe adecuarse a la temporalidad de los productos a fin de conseguir un mayor aporte nutricional.
4. **Ingredientes:** tener presente las recomendaciones básicas de carácter general sobre la elección de ingredientes:

   ◑ Apostar por la inclusión de legumbres y hortalizas como elaboración principal o parte de guarnición.
   ◑ Reducción de sal.
   ◑ Uso del aceite de oliva virgen como grasa de aderezo y cocinado.
   ◑ Incluir como parte de la oferta de postres las frutas y zumos naturales frente a productos con aportes altos en azúcares y grasas.
   ◑ Incluir alimentos ricos en fibra y ácidos omega 3.
   ◑ Priorizar el uso de pescados y mariscos, así como carnes magras y de fácil digestibilidad.

5. **Formulación:** adaptar las cantidades servidas a las necesidades nutricionales del consumidor y cantidad de productos solicitados.
6. **Técnicas culinarias:** apostar por técnicas culinarias que:

- ◊ Minimicen la eliminación de vitaminas.
- ◊ Supongan un menor aporte calórico en el producto tratado.
- ◊ Garanticen la seguridad higiénico-sanitaria del alimento tratado.
- ◊ Muestren diversidad a lo largo de la oferta, es decir, incluir distintas técnicas culinarias en un mismo grupo o familia de elaboraciones (asado, vapor, fritura, braseado, estofado,...).
- ◊ Tener presente la generación de acrilamida en aquellos productos sometidos a cocinado.

7. **Rotación:** en base al tipo de oferta y asiduidad de los comensales, es importante estimar una rotación que facilite una correcta nutrición y que garantice el máximo aprovechamiento de los productos.

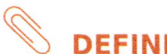

DEFINICIÓN

Acrilamida
Sustancia facilitada en algunos alimentos al tomar su color tostado.

APLICACIÓN PRÁCTICA

Ainhoa, en este caso va a llevar a cabo una reforma de la carta del restaurante 2030.

¿Cuál de las siguientes decisiones tomadas son adecuadas a una planificación dietética adecuada?

- **Usará productos de temporada.**
- **Incluye ofertas específicas para cubrir patologías como: celiaquía, diabetes...**
- **Incluye ingredientes como las legumbres como parte de la guarnición de pescados y carnes.**
- **La cocción al vapor está presente en muchas de las elaboraciones propuestas.**
- **Todas las carnes ofrecidas son cocinadas a la parrilla.**

Continúa en página siguiente >>

<< Viene de página anterior

Solución

El uso de productos de temporada asegura una mayor calidad, así como mejores aportes nutritivos. A su vez, la identificación de productos actos para cubrir patologías garantiza llegar a una mayor amplitud de público objetivo. El uso de legumbres como elemento de guarnición es una muy buena opción dadas sus características. La cocción al vapor para algunos productos facilita una mayor digestibilidad en los alimentos, además evita la pérdida de vitaminas.

Sin embargo, apostar solo por el uso de la parrilla como método de cocción de las carnes hace que no sea posible el uso de otros métodos como la fritura o el estofado, que permiten una mayor variedad de cortes y tipos de carnes, así como menor incidencia de acrilamida.

6.2. *Marketing* alimentario

Además de apostar por una oferta gastronómica saludable, la aceptación de la oferta culinaria por parte del cliente es fundamental. Por ello, es importante conocer las técnicas de estudio de la oferta de un establecimiento, así como los principios que tener presentes en su presentación, siendo todos ellos elementos utilizados como herramientas de *marketing*.

Diseño e imagen de la carta

La carta es el elemento utilizado para dar a conocer la oferta gastronómica del establecimiento y, por tanto, se convierte en un instrumento de venta, por lo que su diseño e imagen deben ser estudiados, siendo elementos sobre los que puntualizar los siguientes:

➲ **Soporte:** de forma principal, es posible diferenciar entre soporte papel y soporte informático. El primero de ellos es el más común, no obstante, plantea múltiples problemas asociados tanto a su mantenimiento como a su actualización. En cuanto al soporte informático, indicar, que, integrando para ello el uso de tabletas, también coexiste con el uso muy extendido de códigos QR que permite al usuario ver la oferta en cualquier dispositivo y facilita la gestión de solicitud de pedidos, consultas previas y futuras, actualización de la información...

➲ **Tamaño y formato:** el tamaño y formato de la carta debe facilitar su manejo, así, mientras que cartas de pequeño formato requieren incluir un número excesivo de hojas, las cartas con formatos grandes pueden dificultar su manejo poniendo en riesgo elementos de la mesa.

⮑ **Diseño interior y criterios de maquetación:** ten presente que el diseño y criterio elegido para maquetar la oferta influirá sobre la decisión de compra y la imagen del establecimiento, siendo fundamental un posicionamiento correcto de los productos. Para ello, y siguiendo los criterios actuales de mayor repercusión, se indica que debe:

- Usar formato de letra legible, describir el nombre de los platos de forma sencilla, sin tecnicismos, apostando por la inclusión de términos como ecológico, fresco, natural...
- Usar colores representativos del establecimiento, así como del tipo de oferta.
- Tener presente que en un listado las primeras y últimas referencias son las que mayor relevancia tienen.
- Tener presentes las áreas de influencia de la carta según su formato. Así, para cartas de un panel, la mayor atención se centra en la parte superior izquierda; en una carta de dos paneles, la mayor atención está en el panel derecho, concretamente en su parte superior y central. Finalmente, para una carta de tres paneles, la mayor atención está en la hoja central, en concreto en su parte superior.

Equilibrio económico en la oferta gastronómica

La oferta gastronómica de cualquier establecimiento de restauración deberá ser acorde no solo con las características de este o con el *target* de clientes, sino que también es fundamental que la misma oferta presente una concordancia en sí misma, aporte el máximo beneficio posible y sea atractiva. Para ello es importante citar los **Principios de Omnes** y el **Menú Engineering**.

Principios de Omnes

Utilizado para evaluar los precios de la carta, en base a oferta, demanda y competencia, su desarrollo se fundamenta en **cuatro principios** que facilitarán un equilibrio entre los parámetros comerciales y económicos. Estos principios y su desarrollo son:

⮑ **Dispersión de precios:** los precios de la carta deben permitir una división en tres gamas: baja, media y alta, considerando que la suma de los productos de gama baja y alta no sea superior al número de productos de gama media. Al mismo tiempo, el número de productos de gama alta no debe ser superior al número de productos de gama baja.

- **Apertura de la gama:** para cartas que incluyen nueve o menos referencias, la división entre el precio más alto y el más bajo no debe ser superior a 2,5. En cartas en las que el número de referencias sea superior a nueve, la apertura de la gama puede llegar a 3.
- **Relación calidad-precio:** hace referencia a la relación entre el precio medio ponderado y el precio medio ofertado, sabiendo que:

  - El **precio medio ponderado** se corresponde con la cifra bruta de ventas entre el número de unidades vendidas.
  - El **precio medio ofertado** es la suma del precio de venta de todos los productos entre el número de productos vendido.

- **Promoción o sugerencia:** hace referencia a la introducción o mantenimiento de los productos más populares entre los que se ofertan con un precio de la gama media.

Menú Engineering

Método que permite analizar la oferta del establecimiento, ofrecer información sobre los productos ofertados y que permite tomar decisiones en base a su cambio, conservación o eliminación.

Su aplicación requiere de un análisis de los componentes de la oferta, así como del estudio del índice de popularidad de cada artículo en relación al total. Esto permite clasificar los productos en cuatro categorías y, por tanto, tomar una decisión acertada sobre la viabilidad de cada producto.

 PARA SABER MÁS

Puedes ver el desarrollo de un ejemplo de estudio sobre *Menú Engineering* accediendo aquí:

https://redirectoronline.com/hotr055po0106

TAREA 2

Hasta ahora la carta del restaurante 2030 presenta un formato tradicional en el que se alinean los productos ofrecidos, sin tener en cuenta ningún tipo de fórmula o regla para ello. Pese a que las ventas son altas, la rentabilidad se está viendo afectada, por lo que te han contratado para que lleves a cabo la actualización de dicha carta, teniendo como base la oferta hasta ahora presentada.

¿Qué medidas tomarías al respecto para conseguir una mayor aceptación del comensal y, por tanto, un aumento de rentabilidad?

Justifica tu respuesta.

- -

7. Categorización de los segmentos de mercado y oferta dietética

HILO CONDUCTOR

El restaurante 2030 tiene como público objetivo a personas de entre 25 y 55 años, con un nivel adquisitivo medio-alto. No obstante, el tique medio no es muy alto, por lo que haciendo un estudio se ha decidido incluir en nuestro servicio, una oferta de comida para llevar. Con ello se pretende potenciar nuestras ventas, lo que requiere, a su vez, incluir una nueva gama de elaboraciones culinarias orientadas a un público más joven y de menor poder adquisitivo.

- -

Es evidente que, en la actualidad, segmentar el mercado de la hostelería no atiende a la clasificación tradicional en la que se diferen0cia entre bares, cafeterías, restaurantes, dado que la amplitud de modelos y sistemas organizativos han minado dicho sector y daría como resultado un estudio incompleto que puede dar lugar a diversas interpretaciones y discrepancias.

Atendiendo a los últimos estudios oficiales sobre el sector hostelero, es posible segmentar su mercado en los siguientes tipos:

Trendies
- Se trata de establecimientos en los que se marca tendencia de lo que pasará en el futuro.

Buscadores de oportunidades
- Son establecimientos que buscan cubrir diversos *targets* de clientes específicos, novedosos, que generan nuevas oportunidades.

Generadores de volumen
- La estructura de estos establecimientos está orientada a la generación de volumen de negocio con bajo coste de servicio por cliente y gran posibilidad de expansión.

Alternativos, especialistas aumentados
- Se trata de establecimientos que desarrollan ofertas comercialmente diferentes.

Esenciales de producto
- Se trata de los establecimientos tradicionales en cuanto a oferta y servicio.

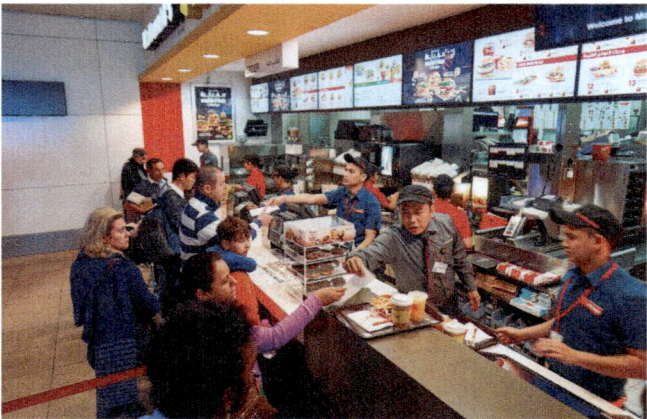

Las cadenas de restauración de comida rápida son un claro ejemplo de generador de volumen. (© Fotografía: Sorbis / Shutterstock.com)

A su vez y para conseguir una mayor determinación y precisión en cuanto a la segmentación, podemos establecer una clasificación secundaria basada en el estudio de los siguientes principios:

Producto
- Presenta tantos productos como pueda incluir la oferta (bebidas, café, bollería, pasta, pescados...).

Lugar
- Determinará el lugar en el que se sitúa el establecimiento (transporte, rural, urbano, enseñanza, ocio, sanidad, centro comercial).

Servicio
- Estipula el tipo de servicio que ofrece (carta, para llevar, barra, autoservicio).

Momento
- Establece el horario en el que se lleva a cabo la oferta (cena, entre horas, desayuno, comida, *after hour...*).

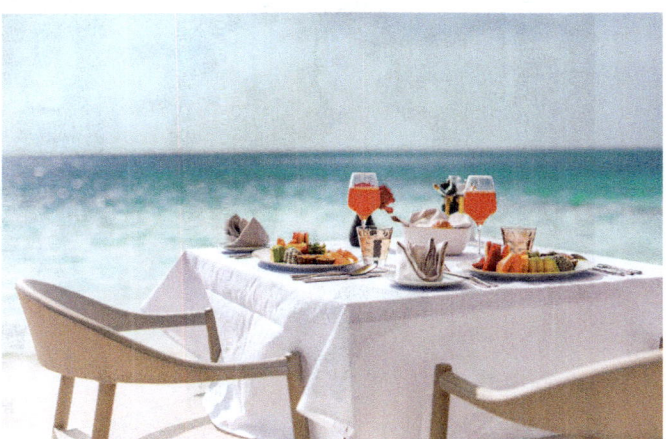

El lugar donde se ubica el establecimiento tendrá influencia sobre su oferta gastronómica.

Conocidos los segmentos y subsegmentos de los negocios orientados al servicio de alimentos y bebidas, destacamos además que, la especificación de su oferta dietética debe contemplar al **tipo de público** al que se pretende acoger, por lo que es importante considerar los siguientes principios:

Demografía
- Se trata de datos relacionados con la edad, sexo, estado civil, nivel de estudios, profesión, nivel adquisitivo...

Geografía
- Determinación del país, región o ciudad de los clientes.

Psicografía
- Son datos relacionados con la personalidad, valores y creencias, intereses, estilos de vida...

Comportamiento
- Obtención de información en relación a los hábitos de compra, uso de productos...

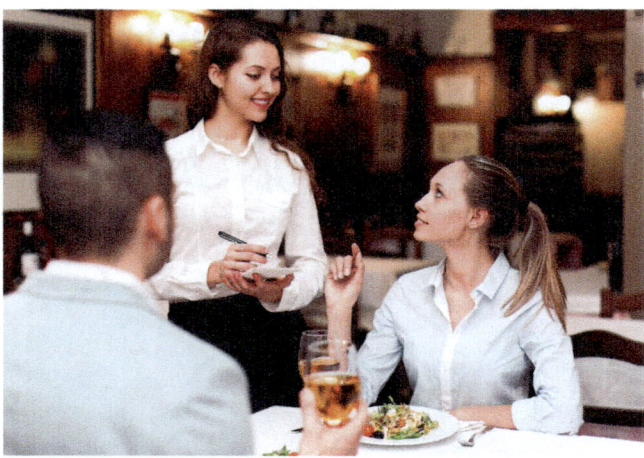

La oferta del establecimiento, decoración, atención... debe estar orientada a los gustos y necesidades del cliente, de ahí la importancia de su previa identificación.

8. Resumen

Contar con una oferta gastronómica adecuada, implica en la actualidad cubrir tanto con las expectativas del cliente en cuanto a sus gustos, como a sus necesidades nutricionales, y de ahí la importancia del manejo de conceptos como:

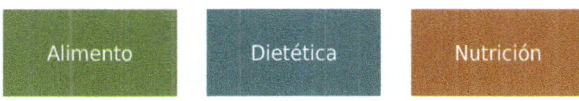

No todos los alimentos muestran un mismo aporte y tipo de nutrientes, por lo que es necesario tener conocimientos sobre los alimentos, su funcionalidad y aporte nutricional, pudiendo diferenciar al respecto entre los siguientes grupos:

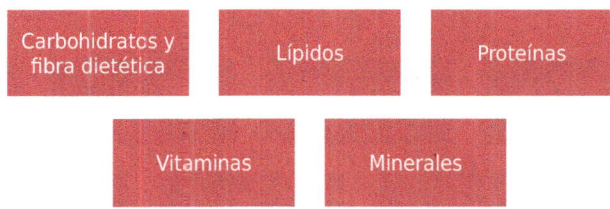

En base al aporte nutricional de cada alimento, es posible formular una oferta que contribuya a seguir una alimentación saludable, siendo sus principios los siguientes:

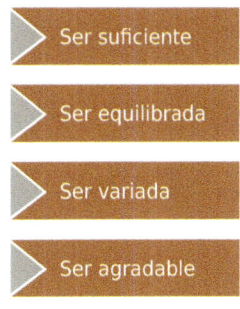

Dichos principios no son requeridos de forma común en todos los usuarios, aunque sí guardan una especial relación con los miembros de un mismo grupo poblacional y segmento de mercado.

La carta permite la presentación de la oferta gastronómica de un establecimiento y, por tanto, su desarrollo requiere del planteamiento de unos principios que persigan el cumplimiento de una apuesta nutricionalmente adecuada, sin olvidar que se trata de una herramienta de venta, que influirá sobre:

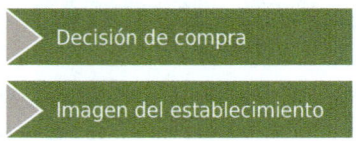

Por tanto, su desarrollo tendrá presente además de un correcto posicionamiento de los productos, principios relacionados con:

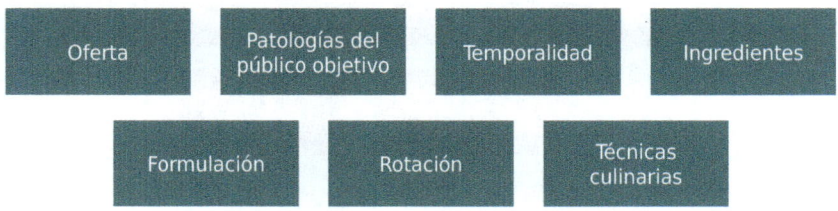

Ejercicios de autoevaluación
Unidad de Aprendizaje 1

1. Indica si las siguientes afirmaciones son verdaderas o falsas.

    a. "La clasificación de los nutrientes en base a su naturaleza diferencia entre orgánicos e inorgánicos."

        ■ Verdadero
        ■ Falso

    b. "Las vitaminas pueden ser clasificadas como macronutrientes según las necesidades de nuestro organismo."

        ■ Verdadero
        ■ Falso

2. Las proteínas, grasas e hidratos de carbono, son considerados:

    a. Nutrientes orgánicos
    b. Micronutrientes
    c. Nutrientes no esenciales
    d. Todas las opciones son incorrectas.

3. Son alimentos energéticos...

    a. ... los que son ricos en hidratos de carbono.
    b. ... los que son ricos en lípidos.
    c. ... los que son ricos en proteínas.
    d. Todas las opciones son correctas.

4. ¿Qué norma refleja los denominados "alimentos nuevos"?

    a. Reglamento de Ejecución (UE) n.° 2018/1023 de la Comisión, de 23 de julio de 2018.
    b. Reglamento (CE) n.° 852/2004 del Parlamento Europeo y del Consejo, de 29 de abril de 2004.
    c. Reglamento (UE) n.° 1169/2011 del Parlamento Europeo y del Consejo, de 25 de octubre de 2011.
    d. Real Decreto 4/2014, de 10 de enero de 2014.

5. Identifica cuál o cuáles de los siguientes propósitos se persiguen con el uso de los aditivos.

    a. Mantener la calidad nutricional del alimento.
    b. Facilitar el proceso de fabricación o preparación.
    c. Facilitar su envasado y conservación.
    d. Todas las opciones son correctas.

6. La lactosa, sacarosa y maltosa son azúcares…

    a. … monosacáridos.
    b. … disacáridos.
    c. … polioles.
    d. … glucémicos.

7. ¿Cuál de los siguientes tipos de vitaminas son liposolubles?

    a. Tiamina
    b. Vitamina D
    c. Biotina
    d. Rivoflavina

8. Para considerar que una alimentación es saludable, se indica como correcto que:

    a. El 55-60 % de la energía total debe obtenerse del consumo de hidratos de carbono.
    b. El 12-15 % de la energía total debe obtenerse del consumo de grasas.
    c. El 30-35 % de la energía total debe obtenerse del consumo de proteínas.
    d. El 90 % de la energía total debe obtenerse del consumo de minerales.

9. La carta es un elemento de venta e influirá:

    a. En la decisión de compra.
    b. En la imagen del establecimiento.
    c. En el posicionamiento de los productos.
    d. Todas las opciones son correctas.

10. **En base al estudio generado por los Principios de Omnes, se indica
como correcto:**

    a. Para cartas que incluyen nueve o menos referencias, la división
entre el precio más alto y más bajo no debe ser superior a 3,8.

    b. Todos los productos deben incluir un 4 % de coste asociado.

    c. El precio medio ponderado se corresponde con la cifra bruta
de ventas entre el número de unidades vendidas.

    d. Los considerados como productos de gama media deben ser
igual en número a los de gama alta.

Realización de dietas saludables para diferentes colectivos

Contenido

1. Introducción
2. Identificación de los diferentes tipos de dietas y menús
3. Explicación de dietas para niños y adolescentes. Alimentación en las etapas infantil y adolescencia
4. Planificación de la dieta en adultos
5. Planificación de dietas para la tercera edad
6. Identificación de las dietas alternativas: dietas vegetarianas, macrobióticas, disociadas
7. Integración de dietas y planificación de menús para colectivos específicos
8. Resumen

Objetivos

El objetivo general de esta Unidad de Aprendizaje es:

→ Diseñar dietas asociadas a las distintas etapas de la vida, dietas alternativas y dietas para colectivos especiales.

Los objetivos específicos de esta Unidad de Aprendizaje son:

→ Distinguir las pautas alimentarias requeridas para la alimentación de niños y adolescentes.

→ Determinar las técnicas culinarias más adecuadas a favor de la implantación de una dieta equilibrada.

→ Interpretar la pirámide alimentaria facilitada por la SENC.

→ Reconocer los principios que considerar frente a las necesidades alimentarias de la etapa adulta y tercera edad.

→ Identificar los principios de las dietas alternativas como la vegetariana, la macrobiótica y la disociada.

→ Asociar una correcta alimentación a los denominados colectivos específicos.

1. Introducción

Bajo el concepto de *dieta* se reconoce el conjunto de sustancias que regularmente se ingieren como alimento. Una dieta puede indicarse como correcta o incorrecta, baja en nutrientes, líquida, calórica..., todos adjetivos que permitirán identificar cuáles son sus peculiaridades.

En el sector hostelero, dicha noción puede relacionarse con el seguimiento de un concepto o con el de unas pautas concretas impuestas por el uso de ingredientes específicos (dieta vegana, vegetariana, macrobiótica...), el seguimiento de pautas dadas por una localización o cultura (dieta mediterránea, dieta nórdica...), o incluso dietas adaptadas al colectivo al que se dirige (niños, adolescentes, adultos y tercera edad).

En el restaurante 2030, a fin de contribuir con el seguimiento de unos hábitos dietéticos adecuados por parte de sus comensales, se muestran en la carta distintas ofertas de menú, en las que se marca el tipo de dieta al que hacen referencia; así, además de facilitar la elección por parte del comensal, permite que aquellos comensales que tienen que cubrir necesidades específicas las puedan ver identificadas.

2. Identificación de los diferentes tipos de dietas y menús

👉 HILO CONDUCTOR

En el restaurante 2030, las bases dietéticas vienen dadas por el seguimiento de las pautas reconocidas bajo el concepto de dieta mediterránea. No obstante, la incesante demanda de platos o elaboraciones vegetarianas, veganas y libres de gluten, han inspirado nuevos platos, para los que además se han tenido presentes algunas pautas dadas por el seguimiento de otras dietas como, por ejemplo, la dieta macrobiótica, en las que el consumo de granos enteros y verduras tienen una especial relevancia.

Las necesidades alimentarias requeridas por un individuo o colectivo determinan el seguimiento de una dieta que según sus características y aportes hace posible su clasificación, pudiendo basarse en la restricción de algunos alimentos, la inclusión significativa de otros, o incluso en la determinación del tipo de técnica o técnicas culinarias utilizadas en su elaboración.

De forma general, es posible diferenciar dos grandes grupos de dietas:

Dieta Basal

- Se trata de la pauta alimentaria general que permite cubrir las necesidades nutricionales de individuos que no muestren peculiaridades dietéticas específicas. Este tipo de dieta puede presentar variantes en base a imposiciones dadas por costumbres gastronómicas, religión, época del año, etc., no considerando necesidades o exigencias propias en base a enfermedades o patologías.

Dieta Terapéutica

- Se trata de pautas alimentarias destinadas a la curación o control de alguna enfermedad o patología que requiere de la modificación de las normas generales de alimentación, como puede ser la exclusión de algún ingrediente, la aportación específica de otros, o la modificación en cuanto a textura, presentación, o incluso frecuencia de consumo.

El seguimiento de uno u otro tipo de dieta y, por tanto de menú, debe tener como objetivo fundamental la **búsqueda de equilibrio,** lo que requiere que su desarrollo esté basado en la inclusión de alimentos variados y en cantidad apropiada según la persona, dando mayor importancia en todo caso a la calidad sobre la cantidad.

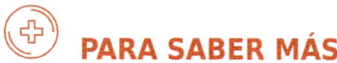 **PARA SABER MÁS**

Puedes conocer más sobre los alimentos variados accediendo aquí:

https://redirectoronline.com/hotr055po0201

En la actualidad coexisten multitud de dietas, unas con propósitos nutricionales específicos y otras con pretensiones referidas a modas culinarias o basadas en el seguimiento de corrientes gastronómicas concretas.

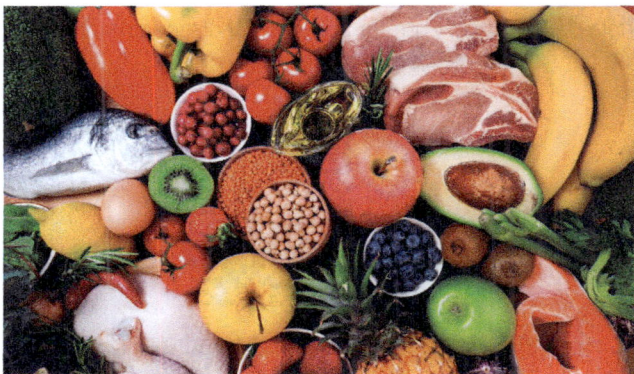

Toda dieta debe estar basada en el equilibrio entre variedad y necesidades nutricionales del colectivo al que se orienta.

No obstante, unas y otras, deberán ser equilibradas y asegurar una correcta nutrición, dando respuesta a los siguientes principios:

Actual
- Las dietas deben reflejar la evidencia científica actual, modificándose siempre que sea necesario.

Real
- Las dietas deben formularse en base al uso de alimentos y técnicas habituales, siendo realistas y cumpliendo con los objetivos nutricionales para los que se desarrollan.

Adaptable
- Las dietas deben posibilitar su adaptación. No ser rígidas.

Atractiva, asequible y eficaz
- Las dietas deben facilitar la confección de menús asequibles, atractivos y eficaces.

PARA SABER MÁS

Para el desarrollo de unas pautas correctas de alimentación (dieta) la Sociedad Española de Nutrición Comunitaria (SENC) ofrece una relación de guías que se pueden consultar accediendo aquí:

https://redirectoronline.com/hotr055po0202

 ACTIVIDAD COMPLEMENTARIA

3. Busca información sobre las características nutricionales de los ingredientes más comunes de nuestra dieta para confeccionar pautas alimentarias correctas que cubran las necesidades específicas de cada individuo o grupo de individuos.

3. Explicación de dietas para niños y adolescentes. Alimentación en las etapas infantil y adolescencia

 HILO CONDUCTOR

El menú destinado a cubrir las peticiones propias de niños y adolescentes del restaurante 2030 no guarda relación con los típicos menús ofertados en los establecimientos de restauración. En este caso, su oferta diferencia rangos de

Continúa en página siguiente >>

<< Viene de página anterior

edad, para así cubrir de forma precisa las necesidades de energía, de proteínas, de vitaminas y minerales. A su vez, en cada menú se identifican los alérgenos presentes para evitar de esta forma cualquier tipo de incidencia asociada a posibles intolerancias alimentarias.

- -

Son muchos los mitos existentes con relación a la correcta alimentación de niños y niñas y adolescentes, ya que, su alto gasto energético asociado a su crecimiento y actividad hace pensar a muchos que el exceso de hidratos de carbono o azúcares no supone un problema real.

Recuerda que los hábitos alimentarios en la niñez y la adolescencia marcarán de forma significativa la salud y hábitos en su estado adulto, por tanto, la imposición de unas pautas correctas en estas etapas es fundamental

3.1. Alimentación en la etapa infantil

Cronológicamente, cuando se hace referencia a la edad infantil se tienen presentes los requerimientos nutricionales del colectivo que abarca desde la edad pediátrica hasta la adolescencia (de 0 a 12 años aproximadamente), siendo uno de los periodos más importantes en cuanto al desarrollo neuronal y crecimiento del individuo, teniendo asociadas unas exigencias nutricionales mayores con relación a otras etapas.

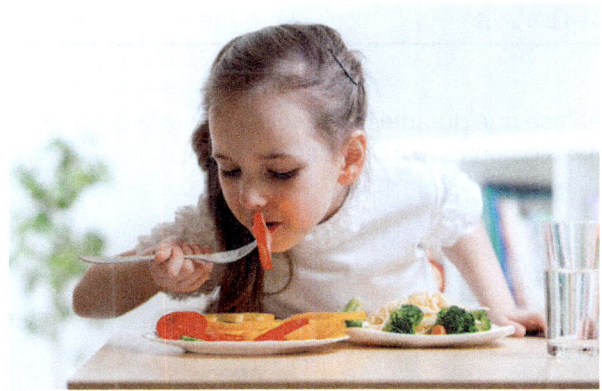

La alimentación en la etapa infantil marcará las pautas alimentarias del individuo.

De forma específica dichos requerimientos atienden a las siguientes recomendaciones.

El aporte adecuado de **proteínas** se relaciona con la siguiente ingesta recomendada:

Edad (años)	Proteína	
	g	g/kg
De 1 a 3 años	16	1,2
De 4 a 6 años	24	1,2
De 7 a 10 años	28	1,0

Durante la infancia la ingesta de **hidratos de carbono** no debe superar los 130 g/día, de los cuales, los azúcares simples no serán superiores al 10 %, es decir, 13 g/día.

Se establece que durante la infancia, la ingesta de **minerales** debe corresponderse en base a los siguientes datos representativos:

Edad (años)	Minerales			
	Ca (mg)	Fe (mg)	Zn (mg)	I (µg)
De 1 a 3 años	500	10	10	70
De 4 a 6 años	800	10	10	90

Se establece que durante la infancia, la ingesta de **vitaminas** tome de referencia las siguientes recomendaciones:

Edad (años)	Vitaminas liposolubles				Vitaminas hidrosolubles						
	A (µg)	D (µg)	E (α -TC mg)	K (µg)	C (mg)	Tiamina (mg)	Riboflavina (mg)	Niacina (mg)	B6 (mg)	Folato (µg)	B12 (µg)
De 1 a 3 años	400	5	6	15	40	0,5	0,5	6	0,5	150	0,9
De 4 a 6 años	500	7	7	20	45	0,6	0,6	8	0,6	200	1,2
De 7 a 10 años	700/ 800	7	7	36	45	0,9	0,9	12	1,0	300	1,8

Se establece que durante la infancia, la ingesta de **lípidos** o ácidos grasos esté entre 30 y 40 g/día, diferenciando de forma específica entre:

- ⮑ **Ácidos grasos saturados.** Entre el 7 y el 8 % de la energía total.
- ⮑ **Ácidos grasos monoinsaturados.** Entre el 15 y el 20 % de la energía total.
- ⮑ **Ácidos grasos poliinsaturados.** Entre el 7 y el 8 % de la energía total.
- ⮑ **Ácidos grasos esenciales.** Entre el 3 y el 6 % de la energía total.

Finalmente, se indican como recomendaciones **energéticas** en edad infantil las siguientes:

Edad (años)	Recomendaciones energéticas		
	(kcal/kg)	kcal	(rango)
De 1 a 3 años	102	1.300	De 900 a 1.800
De 4 a 6 años	90	1.800	De 1.300 a 2.300
De 7 a 10 años	70	2.000	De 1.650 a 3.300

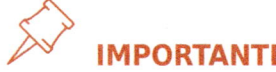

IMPORTANTE

La distribución del aporte energético y nutritivo se debe dividir en cinco comidas, intentando establecer un horario regular, y con la siguiente distribución:

* Desayuno: 25 %
* Media mañana: 10 %
* Almuerzo: 30 %
* Merienda: 10 %
* Cena: 25 %

APLICACIÓN PRÁCTICA

Ainhoa continúa aplicando cambios en la oferta del restaurante 2030. En este caso se ha centrado en la confección de distintos menús orientados al público infantil que nos visita.

Entre los principios que justifican la determinación de esta oferta destacan los siguientes. Identifica cuál de las premisas indicadas es correcta frente a las necesidades nutricionales en la etapa infantil.

* **Se elimina la sal de estos menús.**
* **El valor energético de los distintos menús no supera en ningún caso las 900 kcal.**
* **Se apuesta por un gran aporte de proteínas, sumando en una sola comida unos 75 g.**
* **En la confección del menú se evitarán alimentos que aporten calcio, yodo o hierro.**
* **Los ácidos grasos monoinsaturados son los principales lípidos presentes en dichos menús, por encima de los saturados o poliinsaturados.**

Solución

De los fundamentos indicados para el planteamiento de los menús ideados para el público infantil, solo el referido a los ácidos grasos monoinsaturados es correcto. El resto de principios son erróneos, ya que:

Continúa en página siguiente >>

<< Viene de página anterior

- Un aporte adecuado y controlado de sal en la dieta del niño es correcto, siempre que no tenga ninguna patología que así lo exija como pueden ser problemas de hipertensión.
- La cantidad de proteínas diarias para esta etapa de la vida indica niveles inferiores a los propiciados con dicha dieta, siendo un ejemplo para niños de 4 a 6 años de unos 24 g/día.
- El aporte de minerales como el calcio, el yodo, el hierro o el zinc son fundamentales y, por tanto, no deben ser eliminados.

3.2. Alimentación en la adolescencia

Se trata del periodo que marca la transición entre la infancia y el estado adulto. En esta etapa los cambios hormonales, cognitivos y emocionales hacen que de forma repentira se produzca un aumento de velocidad de crecimiento, así como cambios en la composición corporal, marcándose porcentajes de grasa corporal y masa muscular distintos en mujeres y hombres.

Los mayores requerimientos nutricionales aparecen de los 14 a los 18 años, siendo valores representativos para hombres y mujeres los presentados a continuación.

El aporte de **proteínas** adecuado se relaciona con la siguientes ingesta recomendada, dada en g/día:

Por kg según sexo		Edad (años)	Indicación
Sexo femenino	0,94	9−13	44
	0,81	14−18	46
Sexo masculino	0,98	9−13	45
	0,86	14−18	59

Se indican como recomendaciones **energéticas** en la adolescencia las siguientes:

Por kg según sexo		Edad (años)	Indicación
Sexo femenino	47	11 - 14	2.200
	40	15 - 19	2.200
Sexo masculino	55	11 - 14	2.500
	45	15 - 19	3.000

En cuanto a la ingesta de **vitaminas,** hace referencia a las siguientes recomendaciones:

Vitamina	De 9 a 13 años		De 14 a 18 años	
	Sexo masculino	Sexo femenino	Sexo masculino	Sexo femenino
A (μg)	900	700	900	700
D (μg)	5	5	5	5
E (mg)	11	11	15	15
K (μg)	60	60	75	75
C (mg)	45	45	75	65
Tiamina (mg)	0,9	0,9	1,2	1
Riboflavina (mg)	0,9	0,9	1,3	1
Niacina (mg)	12	12	16	14
B6 (mg)	1	1	1,3	1,2
Folato (μg)	300	300	400	400
B12 (μg)	1,8	1,8	2,4	2,4
Pantotenato (mg)	4	4	5	5
Biotina (mg)	20	20	25	25

Se establece que durante la adolescencia, la ingesta de **minerales** debe corresponderse en base a los siguientes datos representativos:

Minerales	De 9 a 13 años		De 14 a 18 años	
	Sexo masculino	Sexo femenino	Sexo masculino	Sexo femenino
Calcio (mg)	1.300	1.300	1.300	1.300
Cobre (µg)	700	700	890	800
Flúor (mg)	2	2	3	3
Fósforo (mg)	1.250	1.250	1.250	1.250
Hierro (mg)	12	15	12	15
Magnesio (mg)	240	240	410	360
Manganeso (mg)	1,9	1,6	2.2	1,6
Selenio (µg)	40	40	55	55
Yodo (µg)	150	150	150	150
Zinc (mg)	8	8	11	8

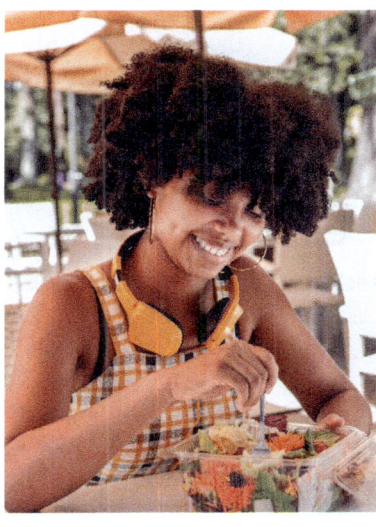

Los cambios asociados a la adolescencia requieren de necesidades nutricionales altas que deben cubrirse con el seguimiento de una dieta variada donde conviene que las frutas, legumbres y verduras sean las protagonistas.

3.3. Planificación de la dieta y menú para niños y adolescentes

Para conseguir dichos requerimientos nutricionales en niños, niñas y adolescentes es importante mantener un **estilo de vida saludable** y el seguimiento de unas pautas alimentarias (dietas y menús) que cumplan con los siguientes principios:

Sobre el consumo de **líquidos,** será necesario seguir las siguientes recomendaciones:

- Entre las comidas y durante la comida será necesario ingerir líquidos.
- El agua será el principal elemento de consumo.
- Recuerda que las frutas y verduras tienen una gran cantidad de agua, por lo que su consumo debe ser diario.
- Beber sin esperar a tener sensación de sed.
- Evitar las bebidas alcohólicas y carbonatadas.
- Beber entre 2 y 2,5 l de agua diario.

 PARA SABER MÁS

Puedes consultar la guía sobre hidratación saludable facilitada por la Sociedad Española de Nutrición Comunitaria (SENC) accediendo aquí:

https://redirectoronline.com/hotr055po0205

Se deberá propiciar el empleo en **técnicas culinarias** saludables como puede ser la cocción al vapor, hervido, a la plancha o brasa, horneado. Evita entre otras las técnicas de fritura, confitado...; así como procurar minimizar el cocinado de verduras y frutas a fin de conservar sus valores nutricionales.

Será necesario seguir las siguientes exigencias de **consumo diario:**

- Los productos ricos en hidratos de carbono (pasta, pan, cereales, harinas, arroz...) deben estar presentes en cada comida principal, considerando el grado de actividad física soportado.
- Se recomienda el uso de harinas integrales, así como de cereales enteros, sin procesar.

- Al menos en dos de las tres comidas diarias, deberán estar presentes las verduras y frutas, suponiendo un total de 5 piezas al día, procurando que dichas frutas y verduras sean de temporada.
- Priorizar como grasa de consumo el aceite de oliva virgen extra.
- Pescados, carnes blancas, huevos y legumbres deben aparecer en la dieta diaria, sumando de entre 1 y 3 piezas y procurando su alternancia.
- Los lácteos serán incluidos como elemento fundamental, indicándose a diario un consumo de 2 a 3 raciones, procurando que su nivel graso sea bajo y sin azúcares añadidos.
- Priorizar el consumo de frutos secos al natural o poco manipulados, sin sal o azúcares añadidos.

Finalmente, tendremos que considerar las siguientes condiciones sobre las exigencias de **consumo opcional, ocasional y moderado:**

- Productos como las carnes rojas, carnes procesadas y embutidos se consumirán de forma ocasional y reducida.
- El consumo de estos productos debe acompañarse de verduras para neutralizar algunos de los elementos no deseables.
- Productos ricos en azúcares, grasas y sal deben consumirse de forma muy esporádica y apostar siempre por aquellos que se elaboran de forma artesanal buscando la máxima calidad.
- Si se consumen grasas untables como la mantequilla, apostar por aquellas que no incluyen sal añadida.
- El consumo de *snack* debe ser muy esporádico y procurar en todo caso que su ingesta no supere la cantidad de 6 g de sal total diaria.

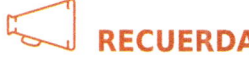 **RECUERDA**

Para cumplir estos principios, se puede hacer uso de las guías alimentarias elaboradas por la Sociedad Española de Nutrición Comunitaria (SENC) en colaboración con más de 100 expertos en alimentación y salud pública.

Puedes acceder a estas guías desde aquí:

Continúa en página siguiente >>

<< Viene de página anterior

https://redirectoronline.com/hotr055po0203

 TAREA 3

El restaurante 2030 ha sido seleccionado para cubrir los almuerzos del comedor escolar y guardería de su entorno. Nunca antes ha desarrollado esta actividad por lo que, en primer lugar, ha decidido contratar a un nutricionista para que facilite una pauta alimentaria correcta.

Cita algunas de las pautas que el nutricionista deberá contemplar en este caso.

Justifica tu respuesta.

---

4. Planificación de la dieta en adultos

 HILO CONDUCTOR

Las elaboraciones que se llevan a cabo en el restaurante 2030 con base de granos, se realizan con el grano entero, sin refinar. Es decir, se utilizan cereales integrales porque contienen un mayor valor en fibra y de nutrientes. El objetivo es contribuir con el estado de bienestar del consumidor que, en la fase adulta, resulta fundamental para prevenir enfermedades.

En la edad adulta, la dieta que implantar tiene como principales propósitos la prevención de enfermedades y el correcto funcionamiento fisiológico, evitar estados carenciales o patologías que pongan en riesgo la salud.

La planificación de la dieta en adultos deberá procurar el **mantenimiento del peso corporal,** así como **impedir la pérdida de nutrientes,** ya que la carencia de ciertos nutrientes provoca la aparición de signos y síntomas clínicos que pueden desencadenar en una alteración de la capacidad para mantener las funciones fisiológicas fundamentales.

Como niveles de referencia que perseguir en el aporte nutricional de los adultos, es posible presentar los siguientes requerimientos:

- **De proteínas:** el aporte de proteínas debe ser suficiente, debiendo considerarse además que si la ingesta de otros recursos no es suficiente, las proteínas almacenadas se transforman en energía. Por tanto, no solo es necesario contemplar el consumo adecuado de proteínas, que para el adulto está en torno a 0,8 g/kg/día, sino también el resto de ingesta (grasas, carbohidratos...).
- **De carbohidratos:** el aporte de carbohidratos debe representar la mayor cantidad de nutrientes en la dieta del adulto.
  En la actualidad, se indica como referencia, tanto para hombres como para mujeres, que la ingesta de hidratos de carbono debe suponer entre el 45 y 60 % de la ingesta energética total.
- **De fibra:** se indica como recomendable el consumo diario de 25 g de fibra alimentaria al día para prevenir ciertas patologías relacionadas con la obesidad, cáncer de colon, enfermedades cardiovasculares...
  Recuerda que la alimentación en la edad adulta debe estar asociada a la prevención de enfermedades.
- **De vitaminas y minerales:** un nivel adecuado de vitaminas y minerales es fundamental para el desarrollo de las funciones vitales del organismo, por tanto se debe perseguir el consumo de frutas y verduras por ser las principales fuentes de micronutrientes a fin de conseguir a diario un 15 % de la cantidad recomendada en 100 g o 100 cc de producto.
  Por ejemplo, un consumo adecuado de calcio y vitamina D reduce el riesgo de osteopenia-osteoporosis.
- **De grasas:** es necesario tener un control exhaustivo de las grasas y evitar en la medida de lo posible las denominadas como saturadas, dado que se asocian con el desarrollo de patologías como la obesidad, el cáncer o la diabetes.
  Como recomendaciones en cuanto al aporte de grasas, en edad adulta se estima que debe representar entre el 20 y 35 % de la ingesta energética total.

➲ **Energéticos:** en cuanto a sus necesidades energéticas, debemos tener presente lo siguiente:

  ☉ Dieta adaptada a las necesidades de la tasa metabólica basal.
  ☉ Utilizar alimentos con un efecto termodinámico determinado en base a necesidades.
  ☉ Adaptar el consumo energético a la actividad física.

  Se establece en base a estas premisas que para el sexo femenino dichas necesidades rondan las 2.000 kcal/día, y para el sexo masculino de 2.500 kcal/día.

En cuanto a las indicaciones para conseguir dichos requerimientos, la dieta o menú que seguir deberá estar fundamentado en las pautas ya indicadas para los niños y adolescentes, teniendo presente además que la inclusión de bebidas fermentadas como parte de la dieta estarán presentes solo de manera ocasional, moderada y responsable, y siempre acompañadas de comida. Evitando en todo caso su consumo por motivos de salud o consumo de fármacos.

En torno a la inclusión de suplementos nutricionales, hay que indicar que serán siempre pautados en base a opciones individualizadas y siempre que sean requeridos por alguna patología.

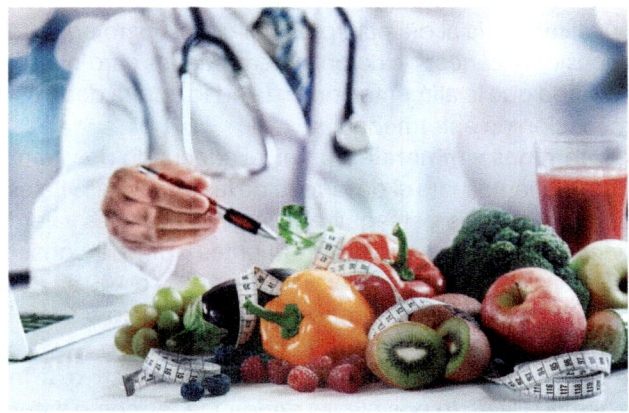

En la etapa adulta, la alimentación es fundamental para prevenir el desarrollo de enfermedades.

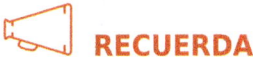 **RECUERDA**

Organismos como la SENC facilitan estudios sobre la correcta alimentación y proponen guías en las que podemos basar nuestras recomendaciones alimenticas.

Puedes consultar la Guía de la alimentación saludable accediendo aquí:

https://redirectoronline.com/hotr055po0204

- -

5. Planificación de dietas para la tercera edad

☞ **HILO CONDUCTOR**

Pese a que el porcentaje de público asociado a la tercera edad es muy bajo, la oferta culinaria del restaurante 2030 incluye elaboraciones que garantizan el aporte necesario de vitamina D y calcio, nutrientes esenciales para esta tipología de clientes.

- -

El declive progresivo y la fragilidad se observan en este sector poblacional (tercera edad) y hacen necesaria la implantación de medidas que faciliten un **equilibrio entre las necesidades nutritivas y la capacidad de absorción** del individuo.

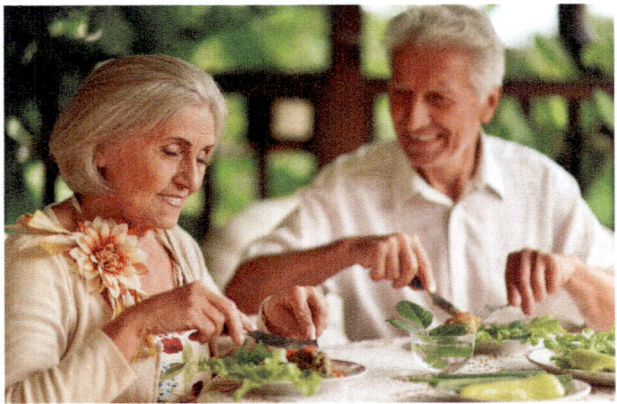

El seguimiento de una dieta adecuada facilitará la recuperación frente a posibles estados de enfermedad.

Los últimos estudios indican de forma generalizada para este colectivo las siguientes recomendaciones en cuanto a sus necesidades nutricionales.

Se indican como recomendaciones **energéticas** en la tercera edad las siguientes:

Edad (años)	Necesidades energéticas (kcal/día)	
	Sexo masculino	Sexo femenino
60-69	2.400	2.000
70-79	2.200	1.900
>80	2.000	1.700

Se indica como aporte necesario de **proteínas** en el anciano de 1-1,25 g/kg peso corporal/día. Las proteínas deben ser preferiblemente de alta calidad.

La ingesta de proteínas en este colectivo puede verse incrementada hasta 1,5 g/kg peso corporal/día en aquellos casos en los que existan infecciones agudas, fracturas o intervenciones quirúrgicas, o disminuidas en el caso de alteraciones hepáticas o renales.

La cantidad de **carbohidratos** para la tercera edad debe suponer el 50-60 % de la energía total consumida, normalmente como hidratos de carbono complejos. De dicho porcentaje, los hidratos de carbono simples no deben superar el 10 %.

La ingesta de **grasa** en la tercera edad no debe sobrepasar el 30 % del total energético ingerido en un día. El reparto de grasas es igual que el de la población general (ácidos grasos saturados: 7-8 %, poliinsaturados: 3-6 % y monoinsaturados: 15-20 %).

Es fundamental considerar las necesidades de ingesta de **fibra** ayudando a la gestión de la función gastrointestinal. Se recomienda el consumo en persona sana de entre 20 y 35 g/día. No obstante, debemos considerar las indicaciones de algunos autores que recomiendan la reducción hasta los 18-20 g/día, asociando a este requerimiento problemas de intolerancias gastrointestinales o el aumento de excreción intestinal de algunos minerales.

En cuanto a los requerimientos de **minerales,** se indica que las aportaciones deberán corresponderse con las siguientes proporciones:

	Sexo masculino		Sexo femenino	
	60–69 años	>70 años	60–69 años	>70 años
CA (mg)	1.000	1.000	1.000	1.000
P (mg)	700	700	700	700
K (mg)	3.100	3.100	3.100	3.100
Mg (mg)	350	350	320	320
Fe (mg)	10	10	10	10
Zn (mg)	10	10	7	7
I (µg)	150	150	150	150
Se (µg)	55	55	55	55
Na (mg)	1.300	1.200	1.300	1.200
Cl (mg)	2.000	1.800	2.000	1.800

Finalmente, en cuanto al aporte de **vitaminas,** se indican como idóneos para la tercera edad los siguientes valores:

	Sexo masculino		Sexo femenino	
	60–69 años	>70 años	60–69 años	>70 años
Tiamina (mg)	1,1	1,1	1	1

Continúa en página siguiente >>

<< Viene de página anterior

	Sexo masculino		Sexo femenino	
	60−69 años	**>70 años**	**60−69 años**	**>70 años**
B6 (mg)	1,6	1,6	1,2	1,2
Ácido fólico (mg)	300	300	300	300
B12 (µg)	2	2	2	2
Vitamina C (mg)	70	70	70	70
Vitamina A (µg)	700	700	600	600
Vitamina D (µg)	7,5	10	7,5	10
Vitamina E (µg)	15	15	15	15

 IMPORTANTE

Pese a que el consumo de agua debe ser un hábito habitual en todas las etapas, en la tercera edad tiene una gran repercusión por el riesgo potencial de deshidratación y de problemas de termorregulación.

5.1. Recomendaciones para su dieta

Conocidos los valores nutricionales requeridos por este colectivo, hay que recordar la importancia del seguimiento de una dieta variada, acompañada de ejercicio y actividad mental. Dicha dieta, basada en los estudios llevados por la SENC, establece los siguientes principios:

- **Líquidos:** consumir a lo largo del día el equivalente a dos litros de líquido (aguas, sopas, zumos...).
- **Cereales y derivados:** consumir a diario unas seis raciones del grupo de cereales, principalmente integrales, facilitando un mayor aporte de fibra. Tener presente la elaboración de papillas o purés en aquellos casos en los que existan problemas de masticación.
- **Verduras y hortalizas:** consumir a diario dos o más raciones de este grupo, procurando que al menos una de ellas sea "en crudo".

⊃ **Frutas:** consumir a diario al menos tres raciones de fruta, preferiblemente cruda, considerando en caso necesario su servicio en forma de zumo, papilla, macedonia...

⊃ **Lácteos:** consumir a diario al menos tres raciones del grupo de lácteos (leche, yogur, queso...). Preferiblemente con niveles bajos en grasas, pudiendo estar o no enriquecidos con vitaminas liposolubles.
Cuando hablamos de ración en los lácteos se diferencian los siguientes casos:

  ◊ Leche y yogurt: de 200 a 250 ml por ración.
  ◊ Queso curado: de 40 a 60 g por ración.
  ◊ Queso fresco: de 80 a 125 g por ración.

⊃ **Alimentos proteicos:** consumir a diario al menos dos raciones del grupo de alimentos proteicos, teniendo presente que dicho consumo semanal deberá basarse en las siguientes recomendaciones:

  ◊ **Carnes.** Máximo de tres a cuatro raciones (de 100–125 g/ración) por semana, priorizando las carnes blancas.
  ◊ **Pescados.** Consumir de tres a cuatro raciones (de 125–150 g/ración) por semana.
  ◊ **Huevos.** Consumir de tres a cuatro piezas (de 50-60 g/pieza) por semana, preferiblemente en forma de tortilla.
  ◊ **Legumbres.** Consumir de dos a cuatro raciones (60–80 g/ración) por semana, preferiblemente en forma de puré, ya que facilitan su digestibilidad y disminuyen las flatulencias asociadas a ellas.
  ◊ **Frutos secos.** Considerar un consumo de entre tres y siete raciones (de 20 a 30 g/ración) a la semana.

⊃ **Grasas.** Evitar el consumo de grasas saturadas, apostando por el uso del aceite de oliva como elemento para el cocinado y aderezo.

⊃ **Dulces y bollería.** Su consumo deberá ser esporádico, apostando por aquellos de elaboración casera con aceite de oliva en lugar de mantequillas y margarinas.

⊃ **Bebidas alcohólicas.** Su consumo debe ser en todo caso muy moderado y siempre que no exista contraindicación médica.

⊃ **Sal y elementos aromáticos.** Reducir el porcentaje de sal en las comidas, siendo sustituida por otros elementos de condimentación (especies) que, a su vez, pueden suponer el aporte de micronutrientes, antioxidantes y fitonutrientes.

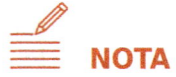
NOTA

Al igual que para el resto de etapas de vida, es importante repartir el consumo de alimentos en 4–5 comidas diarias, empleando técnicas culinarias que utilicen poca grasa para el cocinado y que faciliten la digestibilidad.

---

6. Identificación de las dietas alternativas: dietas vegetarianas, macrobióticas, disociadas

☞ **HILO CONDUCTOR**

El restaurante 2030 identifica su oferta culinaria en base a las exigencias normativas, marcando la presencia de alérgenos en cada uno de los platos ofrecidos. A su vez, y para que aquellos comensales que sigan alguna dieta alternativa puedan ver satisfechas sus dudas, mediante un código QR es posible ver todos los ingredientes que se han utilizado en cada una de las elaboraciones. Esto permite que colectivos como los seguidores de dietas como la vegetariana, la macrobiótica o la disociada tengan certeza en su elección.

Una definición aceptada por nutricionistas para el concepto **de dieta alternativa,** indica que:

> [...] son aquellas que en su confección prescinden de algún alimento o grupo de alimentos.

Esta definición, aunque válida, puede no recoger al conjunto de posibles alternativas dietéticas que en la actualidad se siguen, siendo necesario en este concepto incluir la generación de dietas alternativas basadas en la exclusión o uso de técnicas específicas de transformación o cocinado, siendo un ejemplo la denominada "dieta crudívora", en la que los alimentos son consumidos sin cocinar, no procesados, e incluso en ocasiones orgánicos. También es el caso de las dietas tipificadas en base a indicaciones sobre la combinación de alimentos, siendo un ejemplo la denominada **dieta disociada.**

Por tanto, el uso específico de ingredientes, de técnicas de cocinado, preparación o la combinación en el consumo de alimentos son algunos de los fundamentos utilizados en la tipificación de las dietas.

NOTA

No hay que olvidar que la tipificación de dietas orientada a colectivos especiales se basa en restricciones indicadas por facultativos médicos, sustituyendo ingredientes, técnicas de cocinado o terminación. Además, el método referido a su administración también permite diferenciar entre dieta enteral o parenteral, siendo conceptos de ámbito clínico.

6.1. Dietas vegetarianas

La dieta vegetariana indica en su formulación el consumo preferente de alimentos de origen vegetal, excluyendo en mayor o menor grado alimentos de origen animal. La popularidad y seguimiento de este tipo de pautas alimentarias hace necesario las indicaciones de una entidad oficial, siendo en este caso establecidas por la **Asociación Americana de Dietética** (ADA), declarando que:

> *[...] tanto las dietas vegetarianas como veganas adecuadamente planificadas son saludables, nutricionalmente adecuadas, pudiendo proporcionar beneficios para la salud en la prevención y tratamiento de ciertas enfermedades. Su correcto seguimiento y planificación las hacen apropiadas para todas las etapas de la vida, incluido el embarazo y la lactancia, la niñez y la adolescencia, así como para los atletas.*

Tipos de dietas vegetarianas

Pese a que la clasificación de las dietas vegetarianas no está oficialmente reconocida, existe evidencia sobre el uso de términos propios para identificar unos patrones dietéticos específicos que se presentan a continuación:

⊃ **Vegetariana estricta:** también denominada como vegana, incluye de forma exclusiva alimentos de origen vegetal, sin excepciones de ningún tipo. En algunos casos. incluso se produce el rechazo de productos obtenidos por el hombre a partir de los animales como puede ser la miel, el cuero o pieles, e incluso, vegetales cultivados con técnicas no ecológicas.

- **Vegetariana crudívora:** se trata del seguimiento de una dieta vegetariana estricta, en la que solo se incluyen alimentos crudos. Es decir, alimentos que no han sido sometidos a cocinado y por tanto, excluye alimentos como las legumbres, el pan o la pasta.
- **Vegetariana frugívora:** consiste en el seguimiento de una dieta vegetariana estricta en la que además, la alimentación queda restringida al consumo de frutos de temporada, generalmente sin procesar. También incluye el consumo de productos vegetales que no dañan la planta en su recolección o son el fruto de esta.
- **Ovovegetariana:** dieta vegetariana en la que se admite el consumo de huevos, pero no de carne ni de lácteos.
- **Lactovegetariana:** dieta vegetariana en la que se admite el consumo de lácteos y derivados lácteos, no incluyendo huevos o carne.
- **Ovolactovegetariana:** dieta vegetariana en la que además se permite el consumo de huevos, leche y sus derivados.
- **Semivegetariana:** se trata del seguimiento de una dieta vegetariana flexible en la que sus seguidores, consumen de forma esporádica o excepcional productos animales como: pescado, pollo, carnes rojas, huevos, lácteos. No obstante, su dieta principalmente incluye productos vegetales.

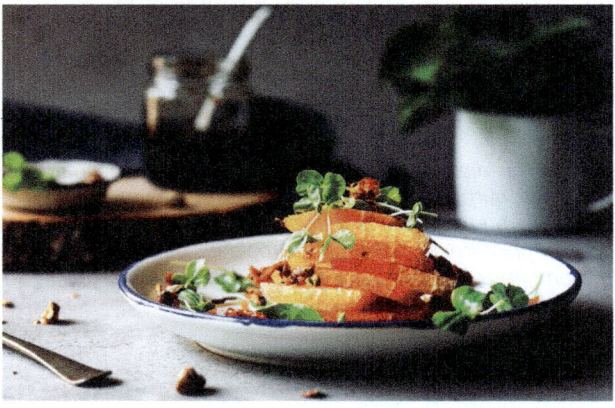

Una dieta vegetariana formulada adecuadamente permite cubrir todas las necesidades energéticas de un individuo sano.

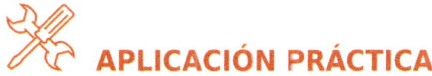

APLICACIÓN PRÁCTICA

Ainhoa debe hacer frente a la planificación de una dieta semanal para cubrir la visita de un grupo de comensales que siguen una dieta vegetariana, concretamente crudívora.

¿Cuál de los siguientes principios debe seguir Ainhoa para cubrir las peculiaridades de este tipo de dieta?

- Se basa en una dieta vegetariana estricta en la que se eliminan las frutas tropicales.
- El pan servido es de semilla de arroz para evitar el contenido en gluten.
- Todos los productos servidos son vegetales, no aplicándole

Solución

Dadas las exigencias de una dieta vegetariana crudívora, todos los productos que se servirán serán de origen vegetal y además, no mostrarán ningún tratamiento de cocinado. Es decir, serán servidos crudos, de ahí la imposibilidad del servicio de legumbres.

El resto de indicaciones no son correctas, debido a:

- La dieta vegetariana estricta no indica restricciones en base al uso de frutas tropicales. No obstante, en algunos casos es posible el rechazo de vegetales y frutas obtenidas con técnicas de cultivo no ecológico.
- El pan no puede ser consumido por este colectivo, dado que requiere de cocinado para su elaboración.
- Pese a que el servicio de carpachos no requiere de cocinado, el uso de carnes y pescados queda restringido para este tipo de dieta.

- -

ACTIVIDAD COMPLEMENTARIA

4. Busca información sobre algún tipo de vitamina o mineral que pueda verse comprometido en el seguimiento de una dieta vegetariana estricta.

- -

6.2. Dieta macrobiótica

Con el concepto de dieta macrobiótica se recoge el seguimiento de una alimentación que busca el **equilibrio físico y emocional,** por lo que se tendrá presente tanto el producto como su procedencia y tratamiento culinario.

De forma principal esta dieta permite el consumo de granos enteros, verduras de temporada y de producción local, vegetales marinos y legumbres. También se incluye el consumo de frutas y frutos, de semillas y de pescado blanco. En cambio, son alimentos no permitidos las carnes, los productos lácteos y los derivados cárnicos, algunas frutas y verduras, así como la mayoría de bebidas.

El seguimiento de este tipo de dieta muestra distintas variantes e implica restricciones en cuanto al consumo de alimentos de origen animal, el consumo de productos lácteos, o incluso el consumo de todos los alimentos a excepción de los cereales, el agua y algunas frutas y verduras.

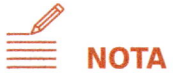 **NOTA**

Las bases de desarrollo y descripción de la dieta macrobiótica permiten clasificar los alimentos según los principios del *Yin* y del *Yang,* identificando bajo la denominación *Yin* aquellos alimentos que no se deben consumir o cuyo consumo debe ser moderado, considerando que "no aportan" y debilitan el organismo. En cambio, los catalogados como *Yang* permiten la tonificación del organismo transmitiendo y proporcionando energía y, por tanto, son de consumo aceptado.

Componentes de la dieta macrobiótica

Los componentes principales descritos en una dieta macrobiótica son los cereales integrales y semillas enteras, las legumbres, las verduras, las algas o vegetales del mar, las frutas de temporada, productos como la soja, el pescado y el marisco, pudiendo incluir de forma ocasional carne y huevo.

Por el contrario, el seguimiento de este tipo de dieta no considera adecuado el consumo de lácteos y azúcares, así como la ingesta de productos procesados y refinados, ni tampoco aquellos que han sido cultivados con ayuda de abonos químicos, alimentos con conservantes y colorantes o los que son ricos en solanina como, por ejemplo, la patata, la berenjena y el tomate.

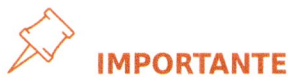 **IMPORTANTE**

Ten presente que las indicaciones sobre el seguimiento de este tipo de dietas no es homogéneo o estándar y que su descripción puede variar entre distintos autores.

Las cantidades en las que la dieta macrobiótica presenta su composición indica necesario el consumo diario de cereales integrales, vegetales y hortalizas, legumbres y/o algas, sopas y semillas, siendo las siguientes proporciones las tomadas como referencia:

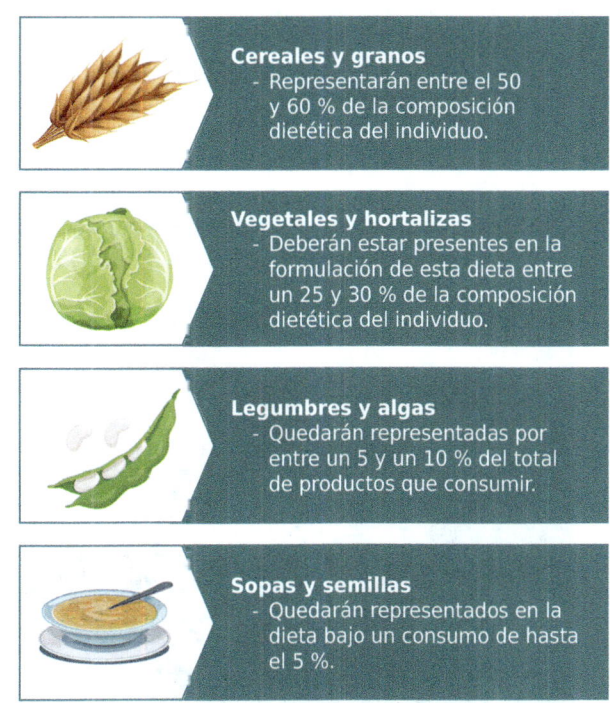

Cereales y granos
- Representarán entre el 50 y 60 % de la composición dietética del individuo.

Vegetales y hortalizas
- Deberán estar presentes en la formulación de esta dieta entre un 25 y 30 % de la composición dietética del individuo.

Legumbres y algas
- Quedarán representadas por entre un 5 y un 10 % del total de productos que consumir.

Sopas y semillas
- Quedarán representados en la dieta bajo un consumo de hasta el 5 %.

Pautas que seguir en la dieta macrobiótica

Al igual que pasa con la descripción de ingredientes para este tipo de dietas, las pautas que tener en cuenta para su seguimiento, muestran multitud de principios, en ocasiones hasta contrarios. No obstante, un recorrido por algunos de los autores más destacados (como por ejemplo Georges Ohsawa) indica como aspectos que seguir los siguientes:

- **Preparación:** la preparación de la dieta se llevará a cabo con alimentos integrales, naturales y de temporada.
- **Adaptación:** la dieta debe adaptarse a las necesidades de la persona, por lo que no existe una pauta común. No obstante, una premisa que imponer es la eliminación de alimentos de origen industrial o alimentos procesados.
- **Selección:** las comidas principales deben incluir cereales integrales de grano como el arroz integral, el maíz, la quinoa y el trigo, entre otros, debido a su aporte energético duradero y de buena calidad.

El consumo de proteína animal quedará reservado para un consumo ocasional (una o dos veces cada siete días).

La fruta y verduras siempre serán de temporada o estación, habituando nuestra dieta a dichos ingredientes.

En todo caso, el consumo de proteína animal (carne, pescado, huevo...) buscará el uso de productos de procedencia ecológica, excluyendo aquellos obtenidos de animales criados con aporte de antibióticos y hormonas.

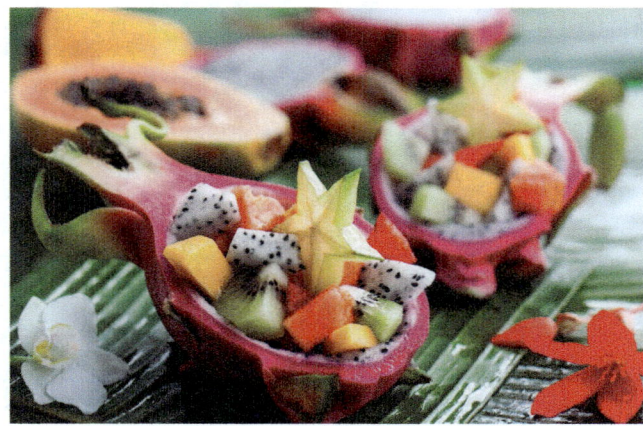

En base a los principios de la dieta macrobiótica, las frutas tropicales quedarían excluidas de las pautas correctas de alimentación europeas.

6.3. Dieta disociada

El concepto de dieta disociada hace referencia al seguimiento de una dieta en la que en una misma comida **no se mezclan determinados alimentos,** como pueden ser los ricos en hidratos de carbono y los que tienen un alto porcentaje de proteínas, justificando que dicha combinación dificulta el proceso digestivo y, por tanto, resulta poco saludable.

La formulación de la dieta disociada no está basada en el tipo de alimentos utilizados, sino en cómo dichos alimentos se combinan, dado que su asimilación se vería comprometida. Sin embargo, se puede afirmar que este argumento es falso y, por tanto, este tipo de dietas no son aconsejables.

No obstante, a continuación te indicamos distintos ejemplos de pautas que se proponen para el seguimiento de una dieta disociada.

Hidratos de carbono/almidones y proteínas
- No mezclar en la misma comida alimentos que incluyan estos dos nutrientes (hidratos de carbono y proteínas).

Cantidades de alimentos
- No existen restricciones frente a límites de consumo.

Bebidas
- Consumir agua, evitando el consumo de alcohol y café.

Técnicas de cocinado
- Se indica que las técnicas de cocinado deben estar basadas en cocciones al vapor o a la plancha.

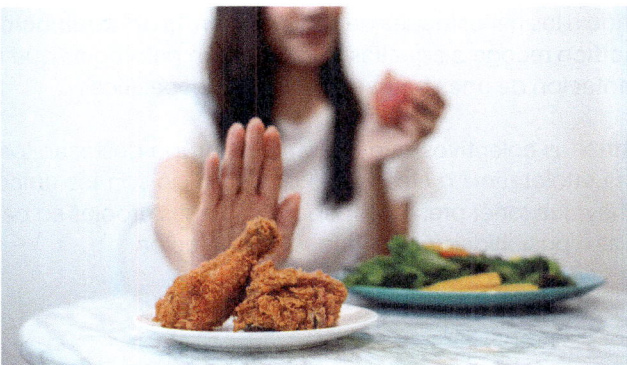

Los principios de la dieta disociada plantean serias dudas en cuanto a su fundamento.

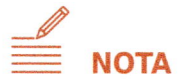

NOTA

Además de los tipos de dietas presentadas, es posible identificar otras de gran aceptación y repercusión como son las *dietas monoproducto* (dieta de la piña, dieta de la alcachofa...).

---

7. Integración de dietas y planificación de menús para colectivos específicos

 HILO CONDUCTOR

Cada vez son más los clientes que indican algún tipo de alergia alimentaria, intolerancia o necesidades especiales. Para acoger las peticiones de estos colectivos, en el restaurante 2030 se pide que, en el proceso de reserva se describan las necesidades específicas para orientar el menú, tanto en su formulación como en su elaboración y presentación.

Yolanda, intolerante al gluten, al reservar ha visto que podrá disfrutar del consumo de pasta, ya que la que utilizan en el restaurante 2030 está elaborada a base de trigo sarraceno, así como de múltiples elaboraciones realizadas con base de arroz.

Referido a las necesidades de alimentación, la **denominación de colectivo específico** recoge a aquellas personas con patologías que requieren de la implantación de unas pautas alimentarias específicas.

De entre los colectivos que forman este grupo destacan los que muestran alguna intolerancia o alergia. No obstante, no son los únicos, ya que también hay que tener presentes especificaciones propias en base a patologías clínicas o posibilidad/necesidades de deglución.

7.1. Personas con intolerancias o alergias

En el ámbito de la restauración, el colectivo de mayor influencia con posibles necesidades específicas son las personas que presentan intolerancias o alergias, siendo necesaria la adaptación a la formulación de la dieta para eliminar aquellos elementos que la provocan. De forma oficial, se establecen **14 tipos de alérgenos,** siendo de obligada declaración en los alimentos.

Los cambios a los que debe someterse una dieta para hacer frente a dichas necesidades obedecen a la sustitución del ingrediente que provoca dicha intolerancia. A su vez, será fundamental contemplar un flujo correcto de elaboración evitando la denominada **contaminación cruzada.**

Al igual que con el resto de pautas alimentarias (dietas y menús), se deben considerar las necesidades energéticas y nutritivas del individuo, por lo que su formulación partirá de los principios y pautas dadas para una dieta basal.

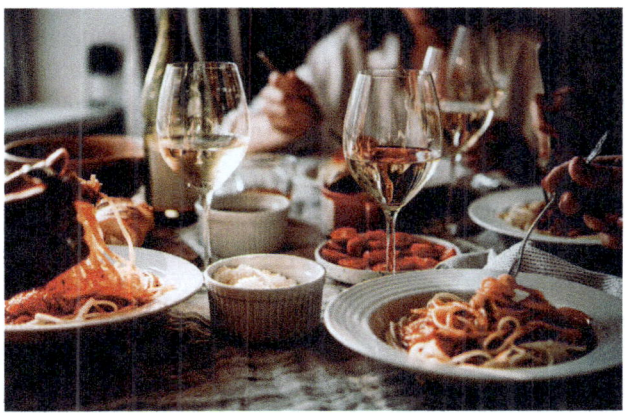

Recuerda la implantación de una correcta manipulación y ejecución en las elaboraciones culinarias para evitar posibles reacciones alérgicas.

NOTA

Se identifican como alérgenos de obligada declaración los siguientes:

* Cereales con gluten.
* Crustáceos y productos a base de crustáceos.
* Huevos y productos a base de huevo.
* Pescado y productos a base de pescado.

Continúa en página siguiente >>

<< Viene de página anterior

- Cacahuetes y productos a base de cacahuetes.
- Soja y productos a base de soja.
- Leche y sus derivados (incluida la lactosa).
- Frutos de cáscara.
- Apio y productos derivados.
- Mostaza y productos derivados.
- Granos de sésamo y productos a base de granos de sésamo.
- Dióxido de azufre y sulfitos.
- Altramuces y productos a base de altramuces.
- Moluscos y productos a base de moluscos.

7.2. Personas con patologías clínicas

Dejando a un lado a aquellas personas con intolerancias o alergias alimentarias (siendo también patologías clínicas), es importante dar a conocer las pautas dietéticas para **colectivos específicos** como son las personas diabéticas, las personas hipertensas y aquellas que tienen un trastorno lipídico (nivel de colesterol alto).

Dieta y planificación de menú para personas diabéticas

En las dietas destinadas a diabéticos será fundamental que los carbohidratos presentes sean de tipo complejo y asegurar un reparto adecuado de comidas a lo largo del día. A su vez, hay que contemplar las exigencias establecidas en base al tipo de diabetes que se padece. De forma general, se indica que este colectivo requiere de una dieta variada, equilibrada y completa, adaptada a las necesidades energéticas del individuo en base a su trabajo, actividad...

La composición de esta dieta debe ser normal, con el siguiente reparto de nutrientes:

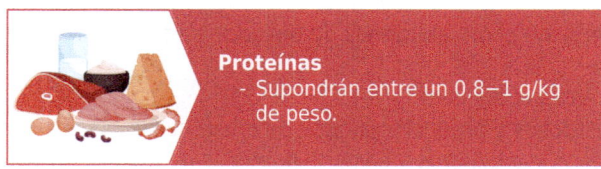

Proteínas
- Supondrán entre un 0,8–1 g/kg de peso.

Continúa en página siguiente >>

<< Viene de página anterior

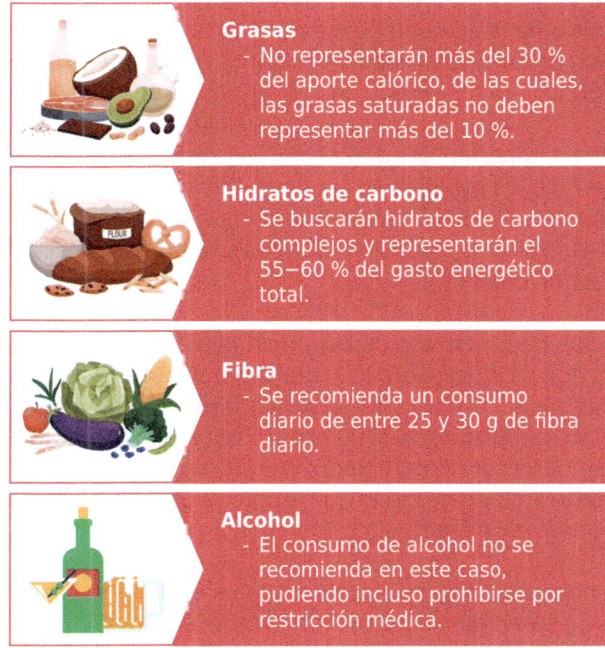

Grasas
- No representarán más del 30 % del aporte calórico, de las cuales, las grasas saturadas no deben representar más del 10 %.

Hidratos de carbono
- Se buscarán hidratos de carbono complejos y representarán el 55–60 % del gasto energético total.

Fibra
- Se recomienda un consumo diario de entre 25 y 30 g de fibra diario.

Alcohol
- El consumo de alcohol no se recomienda en este caso, pudiendo incluso prohibirse por restricción médica.

En cuanto a la planificación de tomas de alimento, se indica como correcto un total de cinco tomas, diferenciando los siguientes aportes:

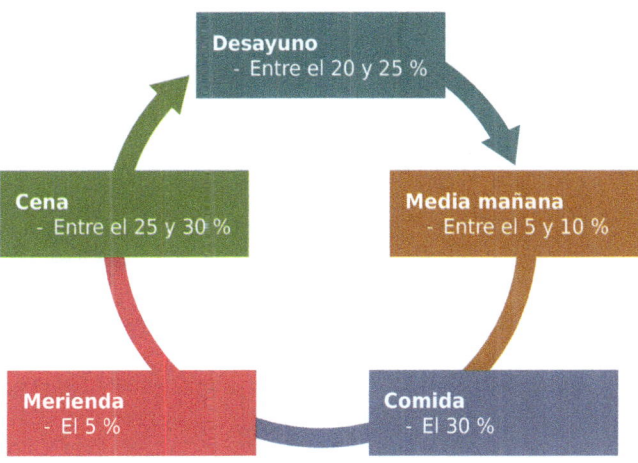

Desayuno
- Entre el 20 y 25 %

Media mañana
- Entre el 5 y 10 %

Comida
- El 30 %

Merienda
- El 5 %

Cena
- Entre el 25 y 30 %

Dieta y planificación de menú para personas hipertensas

El cuidado de la alimentación es un factor decisivo para este colectivo. La sal estará presente a niveles bajos e, incluso, podrá llegar a estar totalmente restringida.

Se trata de imponer una **dieta basal hiposódica** (presentar un nivel de sodio inferior a 2,3 mg/día), en la que se debe tener presente aquellos alimentos ricos en sal, para poder restringirlos, o incluso eliminarlos. El consumo de bebidas alcohólicas también debe eliminarse, así como el consumo de bebidas con cafeína.

La adición de glutamato monosódico también debe eliminarse de la dieta, al igual que productos como la bollería y el pan con sal. A su vez, es necesario contemplar las bebidas carbonatadas y aguas minerales gasificadas, ya que en su formulación suelen incluir sodio. El uso de productos congelados también debe ser contemplado, ya que algunos procesos de congelación incluyen la adición de sal, lo que repercutirá en los niveles de este elemento en la elaboración final.

Por el contrario, son pautas adecuadas en la planificación de la dieta el aporte de elementos ricos en fibra y bajos en grasas, ya que la obesidad es uno de los principales causantes de esta patología.

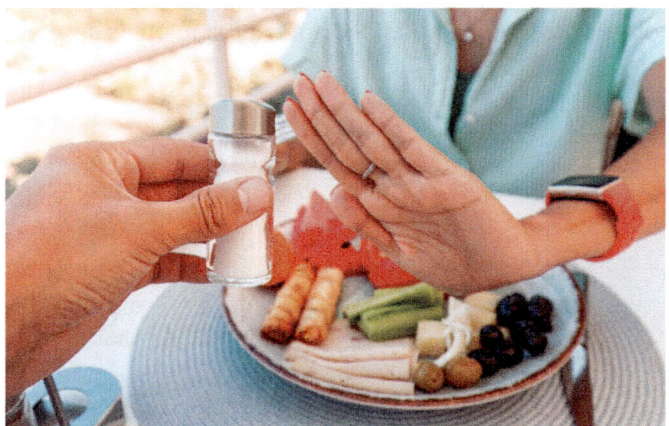

La eliminación de la sal es un propósito fundamental que perseguir para el correcto seguimiento de unas pautas alimenticias dirigidas a personas hipertensas.

Dieta y planificación de menu para personas con trastorno lipídico (nivel de colesterol alto)

Normalmente se trata de la imposición de una dieta en la que se tienen presentes los aportes grasos. Se reconocen como dietas para el tratamiento de la hipercolesterolemia las que contienen menos de 300 mg/día de colesterol y un aporte en ácidos grasos saturados por debajo del 7 % del total calórico diario.

Son elementos o ingredientes asociados a la planificación de este tipo de dietas los productos lácteos desnatados, las carnes blancas y no grasas, el pescado, las ensaladas y frutas. Es decir, elementos propios de una dieta basal, no obstante, se debe tener presente el aporte graso que, en principio, debe rondar entre 2.000 y 2.200 kcal/día.

Se deben evitar las frituras y salsas con base grasa, al igual que los quesos con aporte graso superior al 5 %, las mantequillas y productos como el cordero o las vísceras.

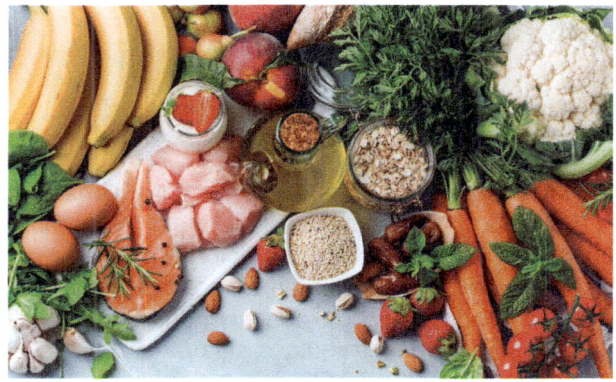

La implantación de los principios alimentarios asociados a una dieta basal cumplen con los principios requeridos para el colectivo con trastorno lipídico, teniendo presente la sustitución de aquellos productos que muestren niveles altos de grasas por otros de menor aporte.

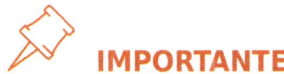 **IMPORTANTE**

Clínicamente existe una gran diversidad de dietas orientadas a patologías específicas. No obstante, en el ámbito de la hostelería no tienen una especial relevancia, por lo que no se desarrollan en este contenido (trastornos digestivos, obesidad, problemas renales...).

7.3. Personas con problemas para deglutir los alimentos

Otro de los aspectos que tener presentes en la formulación de las dietas se relaciona con la capacidad de deglución del comensal. Ten en cuenta que personas de edad avanzada o personas que están pasando por un tratamiento dental pueden ser usuarios y, por tanto, adaptar nuestra oferta a ellos se debe convertir en una prioridad.

La formulación de este tipo de dieta podrá partir de los principios impuestos para toda dieta basal, procurando el uso de técnicas de cocinado o ingredientes que faciliten su masticación.

La formulación y presentación de esta dieta permite diferenciar entre los siguientes tipos:

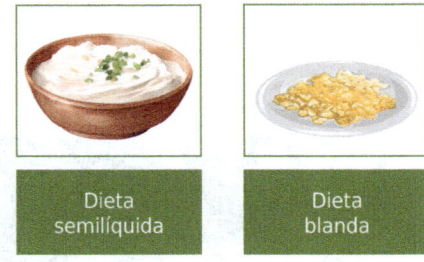

Dieta semilíquida	Dieta blanda

La **dieta semilíquida** es una dieta basal confeccionada con alimentos de textura y digestión muy suaves que no precisen apenas masticación. En dichas dietas están presentes elaboraciones como los purés de verduras, sémolas o frutas cocidas. También es posible la presentación de guisos de carnes y pescados, así como cualquier producto en forma de puré. Esta dieta permite el consumo de líquidos, siempre que el individuo no presente alguna patología que se lo impida.

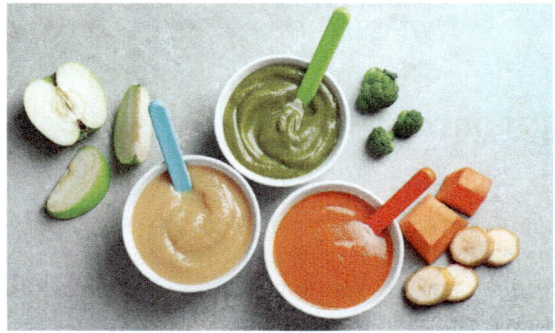

Las cremas y purés son productos básicos en este tipo de dietas.

La **dieta blanda** está formulada a partir de alimentos con textura suave, de fácil digestión y con un contenido graso bajo.

Esta dieta no incluye productos sin cocinar, siendo el hervido la principal técnica empleada.

Elaboraciones como las sopas o cremas tienen un especial protagonismo, al igual que las verduras hervidas, pudiendo ser además procesadas en forma de puré. Otros productos asociados a este tipo de dieta son las elaboraciones con base de carne picada, los pescados al vapor o las preparaciones con base de huevo como puede ser la tortilla, el queso fresco, el pan blanco.

En general, se trata de alimentos con una condimentación escasa, poca grasa y con texturas suaves.

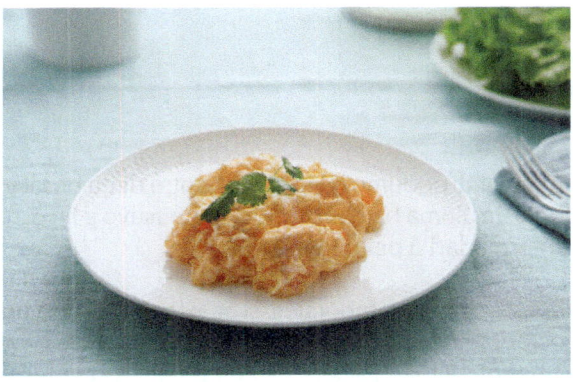

Revueltos, guisos, sopas y purés, platos con base de arroz o pasta de pequeño formato, frutas carnosas cocidas o asadas..., son ejemplos de elaboraciones incluidas en este tipo de dieta.

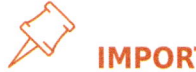 **IMPORTANTE**

Los problemas de deglución permiten diferenciar además de los tipos de dieta mostrados, otros como las dietas líquidas y las dietas de fácil digestión, utilizadas normalmente en el ámbito clínico.

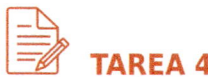

TAREA 4

Hoy debes afrontar un nuevo reto como miembro del restaurante 2030. En concreto, se trata de la organización de un menú para un grupo de amigos que muestran diversas patologías. En concreto, uno de ellos indica que es hipertenso, otro ha sido recientemente operado de la mandíbula y otro es diabético. El resto de invitados, no muestran ninguna patología especial. No obstante, su edad (mayores de 70 años) ha de ser tenida en consideración.

¿Qué principios impondrías a fin de llevar a cabo una oferta adecuada?

Justifica tu respuesta.

----

8. Resumen

De forma general, podemos diferenciar entre dieta basal y dieta terapéutica, quedando esta última bajo un control exhaustivo a fin de curar y/o controlar alguna enfermedad o patología.

Las dietas pueden ser temporales, si se relacionan con un proceso determinado (postoperatorio, bajada de peso, asimilación de proteínas...), o convertirse en una rutina diaria seleccionada para afrontar las necesidades nutricionales diarias del individuo.

El seguimiento de toda dieta debe orientarse para que cumpla con las exigencias nutricionales de la persona a la que se dirige, por lo que su formulación debe ser:

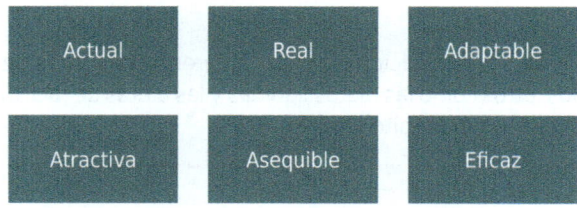

Las necesidades nutricionales del individuo cambian a lo largo de su vida, así, es posible diferenciar tres grandes etapas:

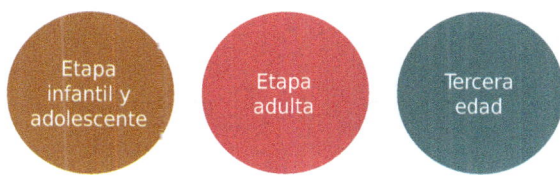

Cada una de estas etapas muestra unas especificaciones particulares asociadas a las necesidades propias de desarrollo, prevención de enfermedades, recuperación..., debiéndose considerar en cada caso los aportes de:

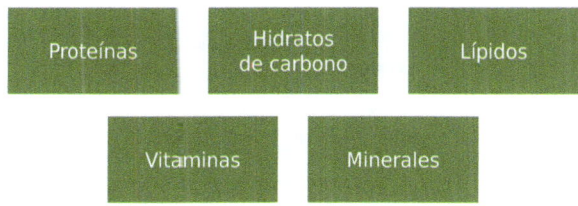

Para obtener dichos requerimientos nutricionales, es necesario seguir unas pautas de alimentación correctas, pudiéndonos basar en las generalidades expuestas por la Sociedad Española de Nutrición Comunitaria (SENC), indicando cuál debe ser el consumo recomendado de líquidos, cuál o cuáles son las técnicas culinarias más adecuadas, qué productos deben consumirse de forma diaria y cuáles, por el contrario, se consumirán de manera opcional, ocasional y moderada.

El seguimiento o requerimiento de unas directrices alimentarias específicas ha facilitado el desarrollo de dietas alternativas. Este concepto acoge el seguimiento de unas pautas alimentarias en las que se prescinde de algún alimento o grupo de alimentos. Como ejemplo, podemos citar las siguientes:

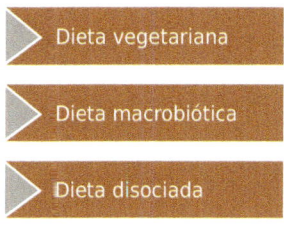

A su vez, en cada una de estas denominaciones o tipos de dieta es posible hacer una subdivisión en base al tipo de producto consumido, técnicas de cocinado o metodología de servicio implantada. Siendo ejemplos de estas especificidades en la dieta vegetariana la relación de los siguientes subtipos:

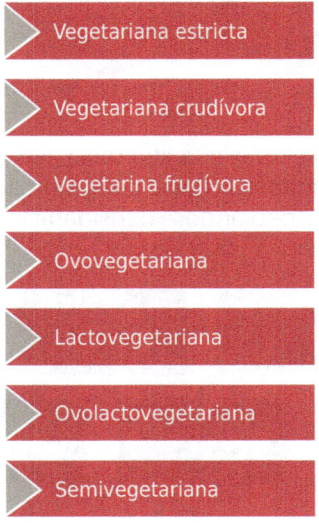

Bajo el concepto de dietas o menús para colectivos específicos, se exponen las pautas que seguir para personas con intolerancias o alergias, personas con patologías clínicas, o incluso personas con problemas para deglutir los alimentos, siendo en este último caso fundamental tanto el tipo de ingrediente que utilizar como el método utilizado para su procesado y servicio. Como ejemplo, diferenciamos entre:

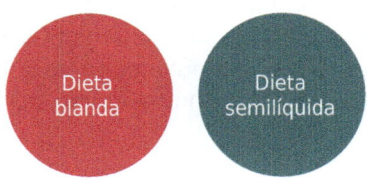

Ejercicios de autoevaluación
Unidad de Aprendizaje 2

1. El seguimiento de una dieta basal es adecuado para…

a. … cubrir las necesidades nutricionales de individuos que no muestren peculiaridades dietéticas específicas.

b. … cubrir las necesidades nutricionales de individuos diagnosticados con una patología crítica.

c. … cubrir las necesidades nutricionales básicas, debiéndose complementar con los denominados alimentos energéticos.

d. Todas las opciones son correctas.

2. Para que se considere como correcta una dieta, ¿cuál o cuáles de los siguientes principios debe contemplar?

a. Debe ser real y actual, es decir, a partir de alimentos y técnicas habituales reflejando la evidencia científica.

b. Debe ser adaptable a diversas situaciones.

c. Debe facilitar la confección de menús asequibles, atractivos y eficaces.

d. Todas las opciones son correctas.

3. En relación a las pautas de alimentación asociados a la etapa infantil…

a. … indicar que presentan bajos requerimientos nutricionales en relación a otras etapas.

b. … se debe eliminar los elementos proteínicos de la dieta, sustituyéndose por lípidos.

c. … se apostará por la formulación de dietas que integren de forma significativa vitaminas hidrosolubles, no siendo necesario las denominadas como liposolubles.

d. Todas las opciones son incorrectas.

4. En la etapa infantil el aporte energético y nutritivo asociado al desayuno indica un porcentaje de:

a. El 40 %

b. El 35 %

c. El 25 %
d. El 15 %

5. **¿Cuál de las siguientes técnicas culinarias debe ser evitada o utilizada de forma esporádica frente a otras?**

   a. El vapor y hervido
   b. El horneado y la plancha
   c. La brasa
   d. La fritura o el confitado

6. **Frente a las necesidades dietéticas asociadas al seguimiento indicado por la SENC, se indica como correcto que...**

   a. ... los productos ricos en hidratos de carbono deben ser sustituidos por vegetales.
   b. ... al menos en dos de las tres comidas diarias deben estar presentes las verduras y frutas.
   c. ... el consumo de lácteos debe ser esporádico, no más de dos a la semana.
   d. ... productos como las carnes rojas, carnes procesadas y embutidos deben ser consumidos a diario.

7. **De forma general, la diferencia de requerimientos energéticos entre el sexo femenino y masculino en edad adulta está en torno a:**

   a. 500 kcal/día para el sexo masculino.
   b. 1.000 kcal/día para el sexo femenino.
   c. 250 kcal/día para el sexo masculino.
   d. No existe diferencia en torno a las necesidades energéticas entre sexos.

8. **El aporte de proteínas en una persona mayor, en base a su peso, se indica como correcto:**

   a. De 0,3 a 1 g/kg
   b. De 1 a 1,25 g/kg
   c. De 2 a 2,5 g/kg
   d. De 3 a 3,8 g/kg

9. **¿Cuál de los siguientes principios se asocian con los dados para una dieta macrobiótica?**

   a. Se asocia con una dieta para colectivos específicos y no aporta elementos grasos.
   b. Permite el consumo de granos enteros, verduras de temporada y de producción local, vegetales marinos y legumbres.
   c. No permite el consumo de carnes y huevo.
   d. El pescado y el marisco quedará prohibido, al igual que los productos como la patata o la berenjena.

10. **Oficialmente, ¿cuántos tipos de alérgenos deben ser reconocidos y por tanto, identificados en los alimentos servidos?**

   a. 10
   b. 14
   c. 18
   d. 25

Glosario

Acrilamida
Sustancia facilitada en algunos alimentos al tomar su color tostado.

Aditivo
Sustancia que se agrega a otras para darles cualidades de las que carecen o para mejorar las que tiene.

Alérgeno
Sustancia antigénica que induce una reacción alérgica en un organismo.

Antibiótico
Sustancia química capaz de paralizar el desarrollo de ciertos microorganismos patógenos.

Carbohidratos
Se trata de una sustancia orgánica formada por carbono, hidrógeno y oxígeno.

Cualitativo
Que permite identificar los elementos de una sustancia.

Cuantitativo
Que permite determinar la cantidad de un elemento o ingrediente.

Dieta alternativa
Dieta que en su confección prescinde de algún alimento o grupo de alimentos.

Dieta enteral
Se trata del proceso de nutrición facilitado mediante un tubo aportando el contenido en nutrientes necesario al individuo.

Dieta parenteral
Se trata del aporte nutritivo especial siendo suministrado a través de la vena, proporcionando alimento a aquella persona que no es capaz de absorber nutrientes a través del proceso digestivo.

Dietética
Ciencia que trata de establecer cuál debe ser una alimentación conveniente, determinando las necesidades nutritivas en cualquier etapa de la vida y, por tanto, cuál es la ingesta recomendada.

Fármacos
Sustancia que sirve para prevenir, curar o aliviar la enfermedad y corregir o reparar las secuelas de esta.

Fitonutriente
Sustancia proveniente del reino vegetal que, aun no siendo necesaria para el funcionamiento del organismo, su consumo ofrece beneficios frente a algunas enfermedades.

Fruitivo
Referido a los alimentos, se trata de productos que carecen de valor nutritivo, consumiéndose por su capacidad de producir placer en el consumidor.

Glutamato monosódico
Potenciador del sabor.

Grano entero
Grano o semilla que posee el salvado, el germen y el endospermo.

Grupo poblacional
Conjunto de personas que viven en un área específica y comparten características similares en cuanto a cultura, economía y ambiente.

Hormona
Producto segregado por ciertas glándulas que, facilita la excitación, inhibición o regulación de otros órganos o sistemas de órganos.

Nutrición
Especialidad que estudia la relación entre alimentación y salud.

Patología
Síntoma de una enfermedad.

Solanina

Glucósido muy venenoso contenido en algunas plantas de la familia de las solanáceas.

Bibliografía

Monografías

→ CARO Sánchez-Lafuente, A.: *Creación de cartas y menús. HOTR025PO.* Antequera: IC Editorial, 2021.

  Este libro refleja además de los distintos tipos de empresas de restauración y estrategias para la creación de una política de precios, las indicaciones sobre las necesidades de equilibrio entre platos, la composición de menús y dietas equilibradas, así como la planificación de menús semanales y menús diarios. A su vez, dicta principios para el correcto aprovechamiento de los productos utilizados.

→ CARO Sánchez-Lafuente, A.: *Ley de seguridad alimentaria y nutrición. SANP019PO.* Antequera: IC Editorial, 2020.

  Este manual facilita información sobre nutrición y salud, indicando los principios y requisitos generales de la legislación alimentaria. Da a conocer los mecanismos y redes asociadas a su gestión, así como las estrategias ideadas para su puesta en marcha y control.

→ CARO Sánchez-Lafuente, A.: *Salud, nutrición y dietética. SANP034PO.* Antequera: IC Editorial, 2019.

  Manual que recoge información sobre alimentación y nutrición, los grupos de alimentos y la implicación de la alimentación en la salud, las necesidades dietéticas en las distintas etapas de la vida, así como las dietas terapéuticas.

→ VV. AA.: *Alimentación en las etapas de la vida.* Antequera: IC Editorial, 2014.

  Manual en el que se exponen los requerimientos nutricionales en torno a las diferentes etapas de la vida (infancia, adolescencia, edad adulta y en el envejecimiento), así como en situaciones específicas como puede ser el embarazo y la lactancia.

→ VV. AA.: *Alimentación equilibrada y sus efectos en la salud de la población.* Antequera: IC Editorial, 2014.

  Este manual muestra las bases y/o principios de una alimentación equilibrada, así como la valoración nutricional tanto de los alimentos como de la población (epidemiología nutricional). Expone información sobre las enfermedades relacionadas con la nutrición, así como las bases para una correcta educación nutricional.

→ VV. AA.: *Los alimentos: propiedades, conservación y manipulación*. Antequera: IC Editorial, 2014.

En esta obra se abordan la composición, propiedades y valor nutritivo de los alimentos, así como también sus bases de control (calidad sensorial, nutricional y sanitaria). Presenta las opresiones básicas en la industria alimentaria, así como los avances en torno a la tecnología culinaria y etiquetado nutricional.

→ VV. AA.: *Nutrición básica*. Antequera: IC Editorial, 2014.

Este manual presenta la anatomía de histología del aparato digestivo, así como la fisiología digestiva, conceptos básicos de nutrición y metabolismo, los tipos de nutrientes y los requerimientos nutricionales para una correcta alimentación y nutrición.

Textos electrónicos, bases de datos y programas informáticos

→ Agencia Española de Seguridad Alimentaria y Nutrición, de: <https://www.aesan.gob.es/AECOSAN/web/home/aecosan_inicio.htm>.

Página web de AESAN, Agencia Española de Seguridad Alimentaria y Nutrición, que ofrece información objetiva a los consumidores y agentes económicos del sector agroalimentario español.

→ Ministerio de Agricultura, Pesca y Alimentación, de: <https://www.mapa.gob.es/es/>.

Página web de MAPA, Ministerio de Agricultura, Pesca y Alimentación, que ofrece información completa y actualizada sobre Agricultura, Pesca y Alimentación y aporta datos en torno a razas, estadísticas, cambio climático, calidad y evaluación ambiental, etc.

→ Sociedad Española de Nutrición Comunitaria, de: <https://www.nutricioncomunitaria.org/es/>.

Página de la Sociedad Española de Nutrición Comunitaria en el que se presentan los avances y estudios sobre nutrición y salud pública, facilitando información sobre los principios de una dieta sana, la pirámide alimentaria, las guías sobre hidratación saludable...

Legislación y normativa

→ Reglamento (CE) n.° 1129/2011 del Parlamento Europeo y del Consejo, de 11 de noviembre de 2011, donde se presenta la lista de todos los aditivos.

> Normativa en la que se presenta la lista de la Unión Europea de aditivos alimentarios autorizados para su utilización en alimentos, y condiciones de utilización.

→ Reglamento (CE) n.° 1333/2008 del Parlamento Europeo y del Consejo, de 16 de diciembre de 2008, sobre aditivos alimentarios.

> Reglamento por el que se establecen las normas sobre aditivos alimentarios usados en los alimentos a fin de asegurar el funcionamiento eficaz del mercado interior y un elevado nivel de protección de la salud humana y un elevado nivel de protección de los consumidores, incluida la protección de los intereses de estos últimos y las prácticas leales de comercio de productos alimenticios, teniendo en cuenta, cuando proceda, la protección del medioambiente.

→ Reglamento de Ejecución (UE) 2018/1023 de la Comisión, de 23 de julio de 2018, que corrige y establece la lista de la Unión de nuevos alimentos.

> Reglamento en el que se incluye la lista de la Unión Europea de nuevos alimentos, indicando a su vez las condiciones en las que puede utilizarse el nuevo alimento, los requisitos específicos para su etiquetado, entre otros datos.